冥 想

身 心 放 松 的 力 量

Méditer, Jour Après Jour

[法]克里斯托夫·安德烈 著

郭可 译　黄艳红 审订

天津出版传媒集团

天津人民出版社

果麦文化 出品

对我来说一切都变了……

对我来说一切都变了。

一次呼吸、一片天空、一个眼神……

我生命中的每一刻都在滋养着我。

每一刻？好吧，我承认可能有点夸张了。

但也差不多。

日复一日，随着时间的推移，越来越多的生命时光不断滋养着我。

冥想改变了我，也将改变你。

冥想并非遥不可及，也不是无足轻重。

它很重要——关乎生与死。

当然，没有冥想我们也会活着，有冥想为伴我们也终会死亡。

但冥想可以帮助我们更好地生活，更好地面对死亡。

因为有两件事是毫无疑问的：

第一，终有一天我们会去世；第二，当下，我们仍存活于世。

冥想帮助我们毫不畏惧地面对第一个事实，同时将第二个事实铭记于心。

任何状态下我们都可以冥想。

当生活称心如意时，我们只需要慢慢呼吸，就可以意识到我们何其幸运。

当生活平淡乏味时，也可以冥想。我们只要多花一点努力，对自己说："抬起头来，睁开眼睛。不管做什么，无论身处何处，当下你都存活于世，这多么美妙啊！"

如果生活正经历艰难呢？同样可以冥想。风雨来临时，我们需要保持正念，这样在恐惧、悲伤和沮丧时便不会畏缩。

其实我们很难真正明白：无论发生什么，希望都会在某个角落静静等候，或者她其实很快就会出现。这就是为什么我们把冥想看作心灵的训练——它需要我们不断尝试、努力。

这条路没有捷径可走，但沿途景色宜人。那么我们在日复一日的冥想训练中能获得什么呢？我们又在期待着什么？也许正如哲学家古斯塔夫·蒂邦所说："人类渴望真理。但人类所追求的是真理之源，还是只为解一时之渴？"

如果你正在读这本书，那你寻找的一定是真理之源。

并且或早或晚，你都一定会寻到真理之源。

克里斯托夫·安德烈

2015 年 1 月

目录

1

PART IV

拓展与觉醒：最伟大的旅程　195

安宁来自内心，勿向外寻求。

———释迦牟尼

前奏：因虚空而存在

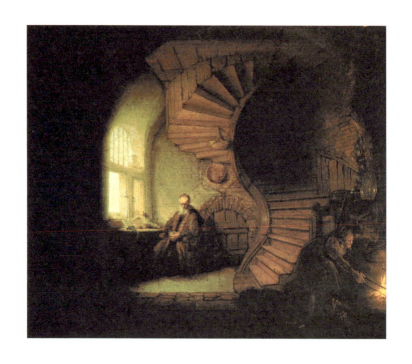

《沉思中的哲学家》，伦勃朗·哈尔曼松·凡·莱因（Rembrandt Harmenszoon van Rijn，1606—1669）绘于 1632 年，木板油画，现藏于法国巴黎卢浮宫博物馆

画面上，映入眼帘的首先是窗外耀眼的阳光。金黄色的冬日阳光尽管明亮，却丝毫不能给人温暖的感觉。我们注意到有位老者纹丝不动地坐在窗前。他的视线并不在书桌和研读的书上，那么他在做什么呢？沉思、小憩，抑或冥想？接着，我们的注意力转向画面的右侧，那里有地窖入口——一扇低矮的门，继而又被螺旋楼梯吸引。当我们的目光正准备拾级而上时，突然又会发现在一旁的炉膛里毕剥作响的炭火，有个女人正在将其拨旺。最后，我们会情不自禁地随楼梯蜿蜒前行，最终被引入一片漆黑之中。

画面很小，展现的环境很昏暗，但细看后却让人感觉自己面对着一个广阔的空间。这就是伦勃朗的天才所在，他总能让我们的视线在迥异的层次间游移。横着看，左边有强烈的阳光，右边则是微弱得几乎不值一提的炉火。照亮世界却毫无温暖的阳光与温暖世界但光芒暗淡的炉火之间的对话，理性的阳光与激情的炉火之间的反差，这不正是辩证哲学的形象体现吗？画面上端，螺旋楼梯将地窖神秘莫测的深度和顶楼扑朔迷离的昏暗连接了起来。画面底部，深色背景与环绕哲学家的晦暗阴影交融在一起。一种空间感通过画家这种"若隐若现"的巧妙手法展现了出来。重要的是，我们会想象：窗子外面是什么？地窖门后面隐藏着什么？顶楼上又有什么？重要的还有那些我们肉眼看不到却转瞬即逝的东西，比如哲学家的精神生活，即他的内心世界。黑暗，半明半暗，些许光亮，一丝温暖，一个游走的灵魂。这是否与我们的内心世界有几分相似？

正念

正念地生活，就是在生活中保持全意识状态，时常沉静地体会当下的感受。这种态度甚至能彻底地改变我们与世界的关系，平息我们的痛苦，超越我们的愉悦。正念，实际上就是一种冥想的形式，简单易学，熟练掌握却需经年累月——就像生活中许多重要的事情一样。

要想进入正念，首先必须弄清楚其内涵所在，以及如何体验，这就是本书的主旨所在。其次，必须超越语言的局限，直接去感受和体验，书中的画作可视为我们为此提供的帮助。最后，必须反复亲身实践和体验，每个章节都提供了一些建议和练习。去理解，去感受，去实践，再实践，舍此别无他途。

冥想，就是停下来

停止行动，不要摇摆，不再躁动。退后一步，让自己与世界保持一定的距离。

最初，停下来让我们感觉有些奇怪：一方面感到虚空，因为没有任何举动或消遣；另一方面又感到充实，因为我们会突然意识到思想和感觉的涌动。我们会首先感到一种明显的缺失，因为丧失了方位感，尤其没有任何"需要做的事情"。但片刻之后，这种缺失又会让内心平静下来。这一切显然发生于我们的内在，因为在外在世界，我们的思想总是集中在某个物件或计划之上，一定会有所行动，或对某个确切的主题有所思考，或专注于某项消遣之上。

在这种明显的"无所事事"的冥想体验中，我们需要一点时间去习惯，才能看得更清楚，就像在画中从光亮转到黑暗中一般。为了找到真实的自我，我们需要进入自身的内在。真实的自我其实近在咫尺，可惜我们从未真正拥有它。我们驻足于外在，迷失在当今这个欲求无度且无限联通的时代，与自我形同陌路。内在世界总是轻易地被放弃，因为外在世界更容易感知，更有目标可循。冥想体验时常是一块无径可循的土地。在哲学家冥想的房间里，光线晦暗，必须睁大眼睛才能看清楚。自我也是如此，由于缺少明证与确信，我们只能把思想的眼睛睁得更大。

我们希望获得平静，向往进入空灵，然而时常坠入混乱、喧闹和混沌之中。我们憧憬清澈透亮，却无奈地迷失于混沌不清。有时，冥想会让我们感到焦虑和痛苦，使我们回想起沉痛与苦难，甚至让那些我们曾经极力避免回想的东西浮现在眼前。

平息躁动

到目前为止，冥想看起来非常简单，似乎只要坐下来闭上眼睛就行了。可惜并非如此，坐下来闭上眼睛只是第一步，这个必不可少的开始离真正的冥想还相距甚远。那么该怎么做呢？要继续努力，学习观察，学会停留在某个地方，保持坐下、闭上眼睛的姿势，与世界稍微拉开一点距离。总之就是要学会对纷扰和喧嚣置若罔闻。

首先需要跨越这样一个阶段：在相当长的时间里保持不动和安静，等待平静的到来，让其包裹我们脑海中的喋喋不休，这样就足以令我们看得更清晰一些了。不要强求，不要渴望，否则会再度导致混乱无序。无欲无求，放空思绪，该来的自然会来……

有时候，可能需要等待一段时间。我们不要去设法加速这一过程。尽管非常想加速，但绝对不可以这么做。切记：冥想是需要时间的。甚至，有人经过数日也一无所获。这是不是非常令人懊丧？产生这种情绪不意外，毕竟我们身处一个随处追求立竿见影、凡事都要有所收获的时代。

禅宗有许多这方面的小故事，其中一则恰好反映了这种欲速则不达。一天，弟子问大师："师父啊，我到底要多久才能达到心灵的宁静？"片刻沉默后，大师回答说："三十年。"吃惊的弟子抱怨道："三十年未免太长，倘若我每日加倍努力，昼夜不息，勤修苦练，是否无须如此长时间？"沉默良久后，大师惋惜道："若其如此，你需要五十年……"

开始看得更清楚

停下手中的一切事情，坐下来，闭上眼睛。这么做，不是为了睡觉，也不是为了休息，而是为了领悟自身感受到的东西，从而厘清外在世界反映在我们内心的纷乱。领悟有两条不同的道路：一条是智力的，体现为介入和行动，将现实与意愿、思虑和努力结合在一起；另一条是体验的，通过迎接毫无遮掩的现实，在彻底放松却又全神贯注的状态下，任由其将我们覆庇、占据和浸透。

在智力和体验两种方式中，我们均与世界保持着联系。为的是更好地理解世界，感受世界。两种方式都完美无缺，只是性质不同，并无高下之分。二者我们都需要，而且要使二者都保持充满活力的运行状态。

简而言之，第一条道路被称为哲学的反思；而第二条道路，即敞开心胸接受世界而不刻意去思考，或只是无言地或超越语言地进行思考，这就是正念的道路。本书所要讨论的就是正念的冥想方法。

正念的存在

正念意味着强化当下的存在感，意味着静止不动以充分感受当下，而不是试图逃避当下，或企图通过行动、思想将其改变。

正念体现在画中哲学家的运动当中：他在一瞬间从其思考的工作中抽身而出，转向了完全不同的另一个层面——领悟和体会那些由智力产生或发现的东西。也许，他在准备进入更深层的思考，所以要停下来，以获得充分的意识。

因此正念的生活并不是制造虚空，也不是产生思想。而是使自己停下来，与始终不断变化的、正在经历的体验建立联系，从而观察我们与这种体验之间的关系的本质，以及我们在此时此刻存在的本质。

如果你在慢慢品读上述文字时，还能意识到自己正在呼吸，同时有切身感受，而且视野中除了本书还有其他物体的存在，还能听到周围的声响，还有一些思绪将你的注意力引向他处，或脑海中有一些声音正在悄悄地对正在阅读的文字进行赞赏或批评，那么你就是处在正念的状态中了。

正念，就是当你准备翻过一页而转向下一页时（也许在读完眼前这一页之前，手已经做好了翻页的准备），有意识地停下原本准备做出的动作，用心去观察：观察自己准备翻过眼前这一页的意图。对自己说：我将翻过这一页，而不是毫无意识地将其翻过。正念就是这样，在每个时刻都能创造一点空间来"观察自己的举动"。也许你会说，只是翻页而已，没必要搞得这么复杂吧？确实如此。但在人生中的某些时刻，这么做会大有好处。

我们缺乏接受的艺术，只会接受无处不在的东西。

——克里斯蒂安·博班

精神既不向前看也不向后看，
当下才是我们的幸福所在。

——歌德

PART Ⅰ

主动感知：一种精神态度

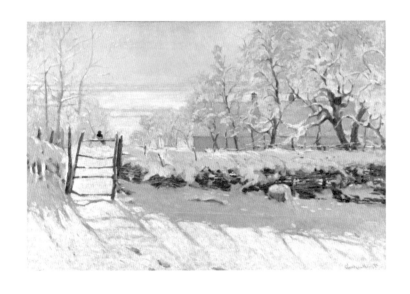

　　《喜鹊》，克劳德·莫奈（Claude Monet，1840—1926）绘于 1868—
1869 年，布面油画，现藏于法国巴黎奥赛博物馆

1 活在当下

现在，就在现在。而下一刻，一切都将改变：喜鹊会飞走，太阳会升得更高，篱笆的影子会变小……不是变得更好，也不是变得更坏，只是有所不同。因此现在就必须停下脚步，感受那刺痛鼻腔的冷空气，倾听四周细微的声响，欣赏照射到雪地上绚丽的阳光。要尽可能更长时间地停留在此刻，不要有任何期待，准确地说，切忌有所期待。停留在此刻，全身心地体会此时此刻的丰富内涵：一块块雪团从树上坠落，发出柔和的落地声；篱笆的影子在雪地上呈现淡蓝色；喜鹊轻轻地移动，想要找寻些许冬日阳光的温暖。一切都是那么完美，此时此刻没有任何缺憾，足以令我们兴奋。

正念地投身当下，享受此时此刻的清新雅致、平淡无奇与完美和谐。

决心拥抱此时此刻

正念教我们要懂得睁大双眼，这么做非常重要，因为我们周围永远存在一些时常被忽视的世界。是的，只要我们在此时此刻进入正念的状态，停止惯性的行动，跳出固定的思维，就能够进入这些世界。

想要在此时此刻进入这些世界，必须主动地接受一些来自外在的恩赐，比如阳光、雪地和莫奈笔下的《喜鹊》；还必须下定决心，尽可能多地去拥抱生活，接受生活的触动、抚慰和冲击。这是一种自愿的、有意识的行为，意味着向身边万物敞开精神的大门，而不是藏身于内心深处这样或那样的堡垒之中，比如深思熟虑、三思而行、小心谨慎、未雨绸缪等。

这种行为是精神的解放，使我们的思想不再集中于过去或将来，因为正念使我们将全部的注意力集中到当下。这种行为还能解放价值判断，让我们更加关注存在本身。我们的精神世界充斥着各种各样的东西，有些是重要的、有意义的，有些则毫无意义。它们不仅是我们审视世界的障碍，更是我们与周围世界建立联系的阻碍。我们确实需要过去和将来，需要重温记忆或规划未来，但我们也需要当下的存在。过去很重要，将来也很重要。所谓当下的哲学并不是说现在的重要性超越过去和将来，而是说现在更脆弱，更需要得到保护，以防止其从我们的意识中消失。尤其是当生活陷入忙碌之时，我们必须给当下更多的存在空间。

感受多于思想：沉浸其中的意识

正念地冥想，并不是要"分析"此时此刻，至少不像我们以为的那样，而是全身心地去体验和感受，而且始终默默无语。如此长时间地摒弃语言来度过生命中的一些时刻，必然令我们感到不习惯和不舒服。而且，做到这一点是极为不易的：不仅不能说话，还不能思考。唯一能做的就是去体会，与自己的内心建立联系。尽管困难，其实我们每个人都有过这种体验。这种状态，这种超越语言的体验，在奥地利作家霍夫曼斯塔尔（Hugo von Hofmannsthal）的著作《钱多斯勋爵的信》中有过精确的描述：

从那一刻起，我的生命存在进入了一种您恐怕很难理解的状态，因为其前进的轨迹已经脱离了精神和思想的范畴……想要准确地描述这些幸福的时刻，对我来说实在是一件不容易的事，语言在此刻显得那么苍白无力。因为这些东西本身没有任何名称，甚至根本无法命名。此时此刻我所感受到的东西，是充盈内心的激情和欢乐。我的描述如此模糊，只能期望您能够理解我的感受，并原谅我在追忆中展现的稚气。一只浇水壶、一把丢弃在田野中的钉齿耙、一条漫步阳光中的狗、一座简陋的公墓、一个残疾人、一所乡间的小屋，所有这些都能成为令我们顿悟的契机。上面列举中任何一种，以及成千上万类似的东西，人们通常视而不见，即使看到也无动于衷。但它们却能够令我怦然心动，让我感受到崇高和激动，而且当我想要形容内心的感受时，任何语言都显得贫乏。

一位佛学大师曾这样说："正念不对所看到的事物做出反应，而只是看，继而无声地领会。"言语在某些时候可以给我们很大的帮助，能够为某种痛苦或喜悦命名，有利于我们更好地忍受、超越、理解和享受。但有时候，言语对我们毫无用处，比如当我们想要表达复杂的感受时，言语可能会成为阻碍，甚至篡改和扭曲我们的感受。有时候最好的做法就是缄口不言。因此必须接受以不同的方式接触现实，即纯粹通过感觉和体会。有人用"隐藏的意识"来描述这种特殊的精神状态，这种状态很强烈，却不会产生任何主观的思想，因为人完全处于体验的状态之中。

体验的强烈感受

在一次正念静修的过程中，我回想起训练师教授的一种奇特的练习方法，其奥秘只有冥想大师们才能掌握。他把我们召集起来围成一圈，然后，要求我们向前迈一步。沉默数秒后，他要求我们："现在，试着相信自己并没有迈出这一步。"这样的话我闻所未闻，也从未如此强烈地感受过这种徒劳。尤其是，我从未如此清楚地理解到言语教学与体验教学的不同。在精神的震惊与困惑之中，在心理的犹疑与混乱之中，在身体的不知所措之中，一切都凸显在抹去过去的徒然和遗憾的枉然之中……

体验与认知同样重要，阅读有关正念的文字，并不意味着正在实践正念。听有关冥想练习的光盘，只是帮助了解内容，而不是在真正地进行冥想。

作为一种通向现实的道路，体验并不能取代认知、理性或者智慧，却可以提供补充。任何东西都不可能比体验更简单，只需花些时间即可，只需停下来去感受。想要去看、去听、去感觉，我们必须停止行动或运动。就这么做吧。现在，不要再往下读了。停下来，闭上眼睛，有意识地去体会。体会此时此刻的感受，将其构成记录下来。没有人，绝对没有人能替你去体会。闭上眼睛。

小结

活着，就是活在当下。我们不能活在过去或者未来：对于这两者，我们只能去考虑、去思辨，反复咀嚼遗憾，憧憬希望，或者满怀恐惧。对于那些时刻，我们并不存在。经常去领悟活着的当下时刻的财富，就是活得更多、更久。我们当然深知此理，我们读到过、听到过，甚至还思考过，但都止于高谈阔论。现在必须行动起来，切切实实地去做！没有什么可以取代当下这一刻的体验。

我活着，坐在一张木桌前，看着阳光洒落在花园里，我还有何不满？我还能要求什么呢？

　　　　　　　　　　　　　　——克里斯蒂安·博班

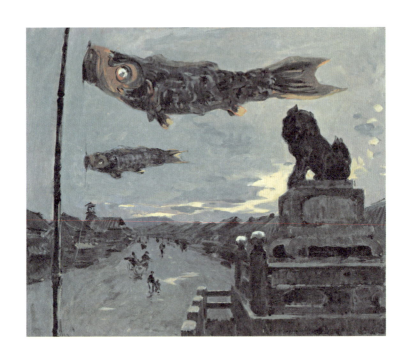

《京都的鲤鱼旗》，路易·杜姆兰（Louis Dumoulin, 1860—1924）绘于 1888 年，布面油画，现藏于美国波士顿美术博物馆

2 呼吸

　　什么都没有发生。没有故事，没有信息，只有一面纸做的鲤鱼旗，孤零零地悬挂在高高的旗杆上。看着它，我们似乎感觉到黄昏的凉意；透过它，我们似乎听到了城市的喧嚣。画面俯瞰着充满魅力与神秘的京都，还有一只巨大的石狮坐镇，似乎正在监视匆匆赶路回家之人的一举一动。靠下的稍远处还有一面鲤鱼旗。

　　什么都没有发生。我们只是好像听见两条纸做的鱼身在风中发出窸窸窣窣的声音，感觉到夜晚的微风吹过鲤鱼，将鱼身鼓起——仿佛给了它们短暂的生命，而后又轻轻拂过我们的皮肤。也许明天风儿就会把它抛弃，或者撕毁它。但这一刻，它们就在那里，高高悬挂在空中，勇敢地迎风飘动。

　　什么都没有发生。有风有虚空，但这种飘过去的虚空却使我们的大脑得以更好地呼吸。风在画中无处不在，却又无影无形。就像我们的气息，始终伴随着我们。

呼吸，在冥想的深处

在冥想的实践中，呼吸始终占据着中心的位置：当我们想与当下进行沟通，或者发现与当下沟通遇到困难时，呼吸是最有力的方法。我们给初学者最简单也最行之有效的建议是：一天进行几次呼吸练习，只要进行简单的呼吸，每次两三分钟即可。

人们重视呼吸的原因是多方面的。如果不想让自己的注意力昏昏沉沉，那么专注于一个"运动的目标"会大有好处。因为一个永不静止的事物更能使我们集中精力，且不至于过分疲惫。这很好地解释了当我们面对巨大的海浪、跳动的火焰或者飘动的云朵时，何以会长时间地心醉神迷、兴奋不已。它们存在于那里，却又不断变化着。我们的气息也一样，它存在着，同时处在不停地运动中。没有任何一次呼吸与之前或之后的呼吸完全相同。毋庸置疑，它的象征意义在于：气息即生命。

气息是挺有意思的一件事情，我们可以对它进行相对却又实实在在的控制，如加快呼吸或者放慢呼吸。这与我们身体中的其他部位的自动运行完全不同，比如，我们很难改变心脏的运动，很难控制血压，同样，我们也无法加快或者放慢消化的速度！调整气息对身体非常有利，因为它会给我们的情感体验带来影响。

通过调整气息，我们可以获得平静。不用去控制它，而是谦卑地与之沟通，并温和地伴其左右。经历痛苦感受时，我们只需满足于呼吸，并用心观察它，这是对选择对抗还是放松之辩证关系的最好解读，对此下文还将谈及。当我们感到痛苦，被抑郁和焦虑苦苦折磨的时候，呼吸也往往陷入糟糕的境地。虽然，在这样的时刻调整呼吸并不能解决所有的问题，也无法消除所有的痛苦，但它无疑是一种放松的方式。何妨一试呢？

呼吸的功课

有时我喜欢想象，有一天神对一个前来求助的焦虑不安的人说："你停下来吧，去呼吸。"从一呼一吸中我们有太多可以学到的东西……

呼吸教会我们增强意识。呼吸无影无形，总会让我们不自觉地忘记它的存在，但呼吸的作用却是生死攸关的，我们对它有着绝对的需要。可以说，在我们的生命中有很多像呼吸一样重要的东西在支撑着我们，但我们却没有意识到。

呼吸教会我们认清依赖和脆弱。我们对于呼吸的需要比吃饭、喝水、爱与被爱等来得更清晰、更迫切。呼吸告诉我们，我们被很多需要支撑着。它们之间的关联造就了我们自身，并为我们输送养料。这种关联和依赖有时可能会使那些焦虑不安的人更加忧虑："如果这些全都消失了呢？如果有一天我停止了呼吸怎么办？"于是，他们试图让自己忘记这一点。如何解决呢？当然，我们并不否认生命依赖呼吸这一观念，认同这种观念才是务实的。如果我们经常想到这一点，就可以让呼吸在我们的内心深处自由游走。一旦对它熟悉了，我们就能从忧心忡忡的重压下解脱出来。

呼吸教会我们体会精妙。气息存在于身体之内，也存在于身体之外，它模糊了本我与非我的标准。标准常常是幻象，有时还是痛苦之源。过分纠缠于一方的"确定性"，对另一方未必是好事。这就是为什么在夏日的和风中进行冥想会有一种饶有趣味的体验：片刻之后，我们会发现，我们的体内之气，与体外大自然的微风产生了一种神奇的融合。

呼吸教会我们谦卑。有意无意间，气息让我们学会接受一个事实，即我们无法掌控一切。对于这一点，我们所处的社会环境却希冀我们能够忘记，希望我们相信一切都可为我们所左右。同时，气息也教会我们不要总是处于被动和逆来顺受：它向我们展示的是，我们可以谦卑，但同时也可以非常有效地对那些我们不能完全掌控的东西施加影响。

呼吸教会我们现实的意义。气息如此重要，却没有自身的统一性，它不停地被吸入和呼出。此之谓佛家所说的"空"——它并非不存在，只是并非一个稳定的存在，如我们所想象的或者所希望的那种给人以安全感的稳定存在。气息就像浮云、像微风、像海浪、像彩虹，非常真实，却不能持久，总是存在于当下却又转瞬即变……

气息总在那里

气息总在那里，与我们同在。作为一种可以使我们保持清醒、专注当下的不竭动力之源，我们不应人为地改变它，而应该用心地观察它，观察我们呼吸时气息的运动。

气息是正念的"锚"，它帮助我们紧紧抓住当下这一刻。有时，它又是被水手们称为"浮锚"的东西，在没有足够人手的时候帮助降低船速，避免在暴风雨中翻船。呼吸就像一个能急人之所急的朋友。请注意，不要强求它做无法做到的事，为了避免痛苦（紧张、焦虑、恐惧、忧愁、发怒）去呼吸是徒劳的。但呼吸可以使我们不被这些情绪困扰。我们集中注意力于呼吸，就像求助于一个朋友，它将在我们面对考验与困难时与我们并肩战斗。

面对痛苦？呼吸吧！面对不幸？呼吸吧！一开始，它似乎只能给我们传递有限的信息。继而，我们明白了，这是一条真正的信息，完整的信息，即"从呼吸开始，一切都会变得明朗起来"。这样，我们对将要做的和将要考虑的事情就有了更多的确定性。呼吸不能改变现实，却可以改变我们对现实的感受，并保存我们对其施加影响的能力。

一旦养成有规律地进行呼吸练习的习惯，就不是去呼吸了。我们不用再观察我们的呼吸，因为我们的身体都在呼吸，我们存在于呼吸之中，我们就是呼吸本身。这并非幻觉或者自我暗示。通过意识的活动，我们已经到达万千表象的核心，而这些表象构成了我们这些活生生的人。

因此呼吸的内涵远远丰富于呼吸本身。它成为一条与我们自身和我们身边的一切进行沟通和交流的首选之路，不管它是令人痛苦的，还是充满甜蜜的。当然，在度过美丽、愉快的时光时同样可以呼吸……

小结

我们常常以为，对于像呼吸这样一个我们再熟悉不过、习以为常、自动进行的现象，没什么可以做的了。这种想法可以说是大错特错！意识到呼吸，哪怕仅仅是意识到它的存在，意识到它在我们的身体中带来的所有感觉，只是去关注它，而不去试图改变它，就能给我们带来太多的好处。无论我们身处幸福还是痛苦，不要对呼吸有任何期待，不要指望它能够解决我们所有的问题，但是要明白当我们无法解决问题的时候，最好的做法就是：一遍一遍地专注于呼吸，而不是在那里辗转反侧，思来想去。

风随意地吹，你听到了它的声音，却不知道它从哪里来，要往哪里去。

——《圣经》

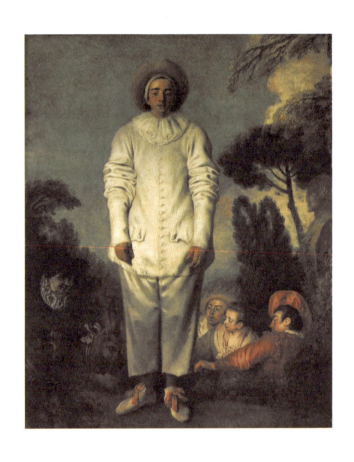

　　《小丑皮埃罗》，让－安托万·华托（Jean-Antoine Watteau，
1684—1721）绘于1718—1719年，布面油画，现藏于法国巴黎卢浮
宫博物馆

3 居于自身

　　画面上站立着的人，裤子松松垮垮，看起来憨憨的。衣袖太长了，鞋子上系着红色的带子，这个装扮即便在他那个时代也过时了。绸布上衣的褶皱熠熠泛光，衣服上的大片白色吸引着我们的目光。用今天的话说，皮埃罗占满了整个屏幕。尽管他处于画面的前方，却没有人在意他——画面后方还有三个人，但他们似乎对第四个到来的人以及一头眼神凄凉的驴子更有兴趣。

　　皮埃罗眼神忧郁、安静。他自忖观众是否在看他、喜欢他，或者嘲笑他。他似乎对此也不太在乎。他逆来顺受惯了，习惯了不被欣赏，被遗忘在角落里。但，他还在那里，习惯于等待人们终将明白有一天他会变得不可或缺。没有他，历史将无法继续。于是……他确实不英俊，但他还是觉得自己是个人物，一个简单而确定的存在。皮埃罗提醒我们，我们最需要的是我们自己，不管我们的身体是否健美、是否灵活，我们都要去爱它，并且明白它对我们的生命是何等的重要，在正念的世界中，它又在多大程度上成为我们的向导……

用身体冥想

非冥想修习者往往认为冥想是一种纯心理的实践活动。这种想法大错特错！实际上冥想完完全全是身体的活动。在经过长时间的练习后，我们会感觉筋疲力尽，甚至身体上的疲劳感会大于精神上的。

在冥想练习中，正念尤其建立在身体感觉的真实体验之上。它包括与自己的身体建立联系，给予它意识和关注。它不是去"思考"身体，或者评判在身体上发生的一切，也不是努力去放松身体，或者对它发泄不满。而是让身体重新融入思想、注意力和意识的领地。在开始阶段，不管它呈现出什么样子，都不要去试图改变它。

在接近正念的领域中，有很多围绕身体的有规律的练习。只要去感受我们身体的点点滴滴，慢慢来，一部分一部分地进行，把我们的身体作为此时此刻体验的重心。可以采取特定的姿势进行，如每天早晨站着做十次呼吸练习，身体尽可能保持直立，但不要僵硬。一边感受身体的姿势，一边慢慢地调整修正，自然而然地去调整，以赋予它尊严和舒适感，给自己时间去体会它给身体带来的一切。慢慢地、有意识地伸展四肢。诸如此类的练习内容多得数不胜数。

这不仅仅是一种体操，还是自我认知的途径，它不是通过语言而是无声地进行。这也许比内心反省来得粗糙一些，但更为"初始"。身体的反省，某种程度上安静而亲切的反省，可以温柔地提醒自己，要花些时间去看、去感觉那里的一切。这样做对我们大有裨益，毕竟在我们的头脑一片混乱的时候，在我们慌乱不安的时候，身体不会撒谎，它会给我们信息。当然，这不是轻视它的问题，正如尼采所说："对于轻视身体的人，我有话要说。我希望他们不用改变想法，而只要让他们抛弃自己的身体——这会让他们无话可说。"有时不是轻视它，而是遗忘了它。我们遗忘了自己的身体，只把纯思想的东西当回事，而把身体当成一个工具——我们希望从它那里获得安宁（健康）、享受（器官的、感觉的）和顺从（听我们使唤，为我们服务）。这已经很多了，已经足够了，但身体还可以给我们更多……

身体：心灵的入口

身体与心灵，二者相互依存，密不可分。一方的平静能够影响另一方，冲动也一样。我们经常对笛卡尔的二元论争论不休，身体与心灵是彼此分离的实体——笛卡尔可从来没说过这样的话。其他的人也没有。二元论只是表达了一种等级关系，是对力量关系的一种认识，即身体和心灵究竟谁应该服从谁。我们常常认为心灵比身体更强大，不过，这就像爱侣间的关系，不是一成不变的，它会根据时间、环境的改变而产生变化。这样不是很完美嘛！

身体与心灵既不是同一种东西，也不是彼此独立的两个东西。它们是迥然不同的真实存在，却又彼此紧密相连。明白这种关联性能够教给我们更多。明白了这一点，我们在感受自己身体的时候，就不会再快速而含糊地对自己说：是的，是的，我有个身体，要细心照料它。我们应尽可能经常地停下来，体验此时此刻在我们身上发生的一切，并与之建立联系。无拘无束、细致入微、毕恭毕敬地去体会它，感受它，而不是仅仅在它给我们带来痛苦或者享受的时候才关注它。

要学会读懂感觉并关注它。这些感觉就像仪表盘，见证了我们内心的起伏。有时，允许身体存在于我们的心灵中会带来奇特的感觉，好像我们已经游离出自己的身体，身体也飘浮起来，或者变得沉重，或者变形。有时，我们也会感到难受。当我们感受到压力和痛苦的时候，会躲避到消遣放纵之中，或者热衷于对外部主题高谈阔论。在这种情况下，冥想便不同于放松，因为它的目的不是或不首先是给我们带来好处或者轻松，而仅仅是让我们意识到我们身上发生的一切。如果在我们身上发生的事是痛苦的，正念会建议我们接受它，或者关注它，去迎接痛苦而不是逃避。

良好效果与自我修复

我们很早就知道，如果做了对身体有利的事情，那么对心灵也是有利的。放松、轻松的身体活动，笔直挺拔、生气勃勃的身姿，甚至一个微笑都会在我们的心灵上引起反应。这种影响不引人注意，且需日积月累效果才会显现。不要苛求它马上带来巨大的好处，因为这是不可预知的。这也是为何在正念练习中，我们不主张"希图"（vouloir）——不要希图放松下来，不要希图从中受益，不要希图达到某种精确的状态。总之，尤其不要在冥想的时刻强加"希图"。在冥想的时刻，不要许下愿望，不要定下目标，只要对那些存在于那里的东西敞开心扉，在我们的意识中接受它们即可。此外，不要再有更多的要求。于是，"希图"就变成了"允许"（permettre）或者"促进"（faciliter）。

关于"促进"，研究者们很早就发现，当我们给予身体温柔和幸福，或者只是留给它一些思想的空间，倾听它，"允许"它自我表达的时候，我们的身体就会拥有自我修复的能力（此处所说的自我修复能力，不是指健康无忧或者长生不老）。冥想通过作用于染色体末端的端粒，似乎拥有了一种延缓大脑衰老的功效。

留出空间去体会身体感觉，无疑对我们的身体大有裨益。因此正念的修习建议我们经常静下心来，温柔轻缓地查看自己身体的各个部位。就像我们漫步在森林中的小路上，捡起地上的枯枝，查看是否一切安好，对身体也应该这样经常查看。即使身体生病了，正承受着痛苦，一部分器官已经损坏或者疲惫不堪，此时此地，我们仍应尽最大可能给予它关注、欣赏、空间和情感。

在安静而遥远的等待中，接受身体本来的面目，并使其平定下来。身体的平定将使智慧的思想迸发。

小结

  很多人对待身体的态度很可笑，要么忘记了身体，要么对身体担忧个没完。舒服时，就对身体完全忽略；不适时，就对身体疑神疑鬼。正念的做法告诉我们，对于身体，我们要像交朋友似的经常"走动走动"，与我们的感觉建立联系，对遇到的情况做一个盘点，在入睡前和醒来时，在片刻的闲暇或小憩时，静下心来仔细检查全身，观察身上发生的一切。不要一味地力图解决所有的问题，或者希望减轻痛苦。只是观察它。这就是受益的开始，且将受益无穷。那么，从现在起，在我们的内心深处也给我们的身体留一点位置吧！

奇迹，就是在大地上行走。

——一行禅师

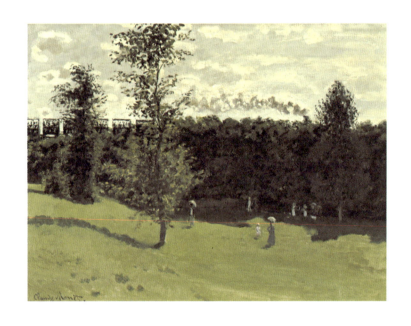

　　《乡村火车》，克劳德·莫奈约绘于 1870 年，布面油画，现藏于
法国巴黎奥赛博物馆

4 闭上眼睛，倾听

　　画面，不只能用眼睛看，有时它还会在我们耳边诉说。比如眼前这幅画，就是用来倾听的。一起来欣赏一下吧，别忘了用耳朵去听……

　　画面里正在玩耍的孩子们叫喊着，妈妈们在轻唤着他们的名字。微风吹拂，树叶发出窸窸窣窣的声音。鸟儿在鸣唱，从远处传来隐隐约约的犬吠声。

　　突然，有一个巨大的声响不请自来，"哧哧哧，嘟嘟……"蒸汽机车的声音越来越大，占据了空间——呼啸而过的、车轮滑过铁轨的声音的空间。"哧哧哧"，这是火车司机按下的汽笛声，或许因为开心，或许出于习惯，火车在经过高架桥的时候总会发出这种汽笛声。然后，声音开始变弱，火车也渐行渐远，直至消失在天边，只留下远方传来的微弱声音。片刻过后，一切都烟消云散，几乎不留下任何痕迹，只剩下关于刚刚经过的火车的记忆。究竟火车的声音是什么时候消失的呢？这个过程持续了多久，吸引了我们的注意力多久？这些问题无关紧要吗？也许，不过也可能事关重大。因为选择用心去倾听

（或不倾听）这件事在生活方式上会给我们带来启迪。

生活每时每刻都在继续。现在我们再慢慢地回到我们心底最早的那幅画面：孩子们在嬉戏玩耍，妈妈们轻唤着他们的名字，微风吹拂，鸟儿鸣唱，隐隐约约的犬吠声从远处传来……

各种各样的声音

你喜欢夏天的傍晚。不仅因为绚丽的日落，还有周围快乐的喧嚣。你坐在外面，闭上眼睛，凝神倾听身边所有的响动。

远处，玩耍的孩童发出尖叫，夹杂着母亲让他们安静下来的轻呵。微风拂过，树叶沙沙作响，几只鸟儿在啼鸣，一两条狗在吠叫。这时有一辆汽车驶过，马达的隆隆声盖过了所有声响。随后，汽车渐渐远去，马达声变得隐约。片刻之后，四周便悄无声息了，只留下关于汽车驶过的一些记忆。到底从哪一刻起再也听不到汽车的声响了？你暂时因为汽车而忘记了所有其他事物，这种状态持续了多久？慢慢地，在你的意识中，再次出现了孩子们、母亲们、风儿和鸟儿的声响，或许还有远处的狗的吠叫。

噪声、声响、音乐，这三者有何不同？噪声包括所有刺激我们耳膜的、听觉所捕捉到的东西。声响是指有一定意义的声音（嗓子发出的声音、钟发出的声音），可以被我们的头脑组织、定性和分析。而音乐，则是各种各样的声音交织在一起的和谐的整体。

我们身处一个永恒的有声世界中，但只有某些时候我们才能感觉得到。电影或广播的音效师知道如何再现这些氛围：人类的（如在户外行走、在小酒馆、在办公室……）或者自然的（海边、秋天的森林……）声音。认真地倾听，就能意识到这些有声之物的复杂性，有时还能发现其美之所在。

我们需要这些声音，尤其是来自生命的、大自然的声音。它们是我们耳朵的"绿色食粮"。大海、青山、乡村给了我们这些食粮。这就是它们平和的力量在我们身上作用如此强大的原因：这是来自人类动物本源的古老声音。

听到、倾听、想到……

听到：当我们听到的时候，我们处于一种接收的状态，这是一种被动的态度，总之不是介入的态度。倾听：在倾听的时候，我们的注意力会更加集中，我们会自觉地把注意力放在声音和声响上，放在对它们的分析上。

于是，思考和思维启动了：我们本来只是"听"了一阵救护车的声音，接着，我们"听"出了它的含义，有时是无意识的；然后，我们就开始"想"，比如，可能发生了一起车祸，可能有人病得很严重，我们感受到同情、担忧和悲伤的情绪。

我们"听"到了楼上房间里的脚步声，于是更认真地"听"，努力辨认出这个声音的主人。我们的眼前甚至还会浮现出一个具体的人（如果是高跟鞋的声音，我们就会想到一个女人，或者某个我们认识的人，因为她有相同的行走习惯）。有时，我们表达了一些价值评判——喜欢或者不喜欢这种声音，然后便不由自主地开始琢磨它的含义。这种源于噪声和声响的思考副产品，使得我们既富有又贫乏。我们赋予那些声音的意义与我们在这个世界上的存在开始竞争。

一旦制造出语言，我们就有可能偏离感性的体验。现在我们已经不在有声的世界中了，而是进入心灵的世界。这并不可怕，有时甚至很有必要，或者说至关重要，因为仅有感觉是不够的，还要去理解。就像大脑中的自动运动一样，了解在我们身上发生的一切非常重要。同样，定期努力摆脱这些自动运动也非常重要。让我们重新回到对不偏不倚、令人舒服的生活的倾听上来吧。正念地去倾听，有时会让我们感受到"闻所未闻"的境界。闻所未闻，就好像在说"我从来没听到过这些"。那是因为过去我们从来没有真的去听……

心平气和地接受各种声音

当我们正念地研究声音时，就要努力接受所有的声音，就要与各种企图，如过滤（"见鬼，这个声音太让人分神了，我要努力不想它"）和评价（"使劲踩油门把发动机搞得地动山摇的人真是让人难以忍受"）做斗争。正念不是放松疗法（放松疗法需要环境安静、内心平静），而是冥想实践（旨在维持与世界缓和的关系）。即便周围充满噪声，我们也可以进行冥想实践。即使它不是我们最喜欢的形式，我们也要知道如何去做。

在正念中，我们经常只是练习如何把注意力集中在声音和声音的本质上。它是远还是近？是尖还是粗？是连续不断的还是断断续续的？会不会安静下来？或者有没有间歇？我们努力观察并接受它们最初的特性，然后按照它们本来的样子对待它们。

当然，我们的心灵会自然而然地去尝试解释这些声音（是这种声音或那种声音），评判这些声音（听起来很舒服或令人不舒服），以及由此引发一系列思绪（这个声音让我想起……或让我联想到……）。这很正常，为此生气徒劳无益，因为心灵总是会对我们的体验和感觉评头论足、说三道四。如果你意识到了这一点，倒也无关紧要，因为研究声音就是要观察声音本身和其意义之间的差异。

现在重新回到倾听上，从声音本身出发看待声音。思绪有没有回归？当然，这很完美。这让我们理解了心灵的运动。心灵让我们平静下来了吗？是的，完美无缺。这让我们学会了品尝声音的味道……

我们在医院进行集体修习时，经常有病人的手机突然响起。这时我不会停止授课，而会说："现在机会绝佳，我们马上开始练习，闭上眼睛，接受手机铃声，体会我们的心灵归纳出的结论：很讨厌！手机的主人应该觉得很烦！这样不礼貌！我的手机是不是关好了？安静地、微笑着观察铃声在我们身上引发的一切……"有时修习已经开始了，有人迟到，这时我们仍然闭上眼睛，听着他安顿下来，听着他发出的各种声音，以及因此在我们心里引发的各种有意思的思绪。甚至可以说，这个平和的观察者位置就是正念练习的核心所在。

安 静

> 我倾听鸟的鸣唱，不是因为它多么婉转悠扬，而是歌声之后的寂静令人神往。
>
> ——野口米次郎

安静之于声音，就如同黑暗之于光明、睡意之于清醒，是不可缺少的另一面。

持续的声音侵扰是有害的，所谓"现代生活"强加给我们的累积性亢奋中就有它的份儿。即使它很有意思（如广播里的新闻），即使听起来和谐悦耳（如到处播放的音乐），但若是持续地存在也会使我们疲惫不堪、虚弱无力，阻碍我们心灵的呼吸，继而妨碍心灵的运转，就像一种没完没了的喋喋不休，占据了我们思维的空间。

于是，我们必须求助于安静的力量，因为它是生活之音的"共鸣箱"。这里的安静不是那种完完全全的安静，而是指声音之间的间歇，在声音无法避免（如在城里赶路时）或者合乎所愿（如节日晚宴上的音乐和热议）的时刻。安静的时刻就像是呼吸，或是轻松的题外话。它使那些我们喜欢的声音更有价值，对那些令人不舒服的声音又是一种舒缓。

安静，以及它的结拜兄弟宁静的力量就在于此。宁静不是没有声音，而是没有无用的话语和人为的干预。安静与宁静能够让我们听到和倾听生活的所有音乐。

小结

现在就停下来，闭上眼睛，倾听吧。接受存在于我们周围的所有声音，不管它是婉转悦耳的（鸟儿的鸣唱），还是枯燥刺耳的（发动机的轰鸣声）；接受来自我们身体的声音，不管是平静和缓的（呼吸声），还是纷乱嘈杂的（耳鸣声、肠胃的咕噜声）。听觉正念的时刻不是为了直接给我们带来好处，而是使我们竖起耳朵，或者说，使我们意识到周围有这样一个声音场的存在，意识到它在我们身上引发的种种情绪、想法和冲动。当然，还要去慢慢地享受安静。

如果一个冬日堪称完美，必须要有明净的空气和因白雪反射形成的耀眼光线，还要足够冷，风要极小或完全没有风，热度全部直接来自阳光，但又没有温暖到使冰雪消融的程度。大自然的恩赐不容错过。

——亨利·梭罗

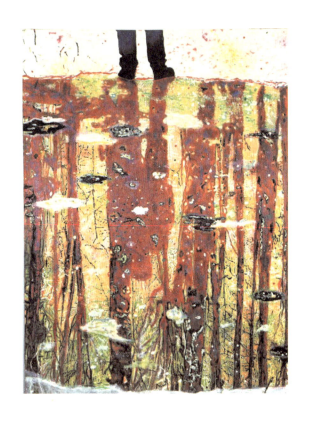

《沉思（你的灵魂是什么模样）》，彼得·多伊格 (Peter Doig，生于 1959 年) 绘于 1996 年，布面油画

5 观察你的思绪

　　画中人正在林中散步，突然有一种停下来的冲动。于是，踩在落叶上的窸窣声——这个像摇篮曲一样伴随着他踱步的声音也戛然而止。他站立于此，眼前一汪积水。他喃喃自语道，近日无非雨水过多，乃至大地不能及时吸收，于是，积水在地面上等待着疏导，就像客人们等待那个忙碌不堪的客店老板给予安置一样。

　　散步者停下来对自己说。不，他没有对自己"说"，他什么也没说，是他的心在说。而且他自己听到了，并且意识到了这些絮叨之语："五彩缤纷的颜色真美，有些叶子都烂掉了，如果蹚水的话，会不会弄坏我的鞋？小的时候我一定会蹚水过去的，不过那时候我穿的可是橡胶雨靴。现在到底几点钟了？有一天我也会像落叶这样死去吗？今天穿大衣出来就对了，天气太冷了，今年的冬天来得比往年早一些……"然后慢慢地，这些纷乱的思绪平静了下来。他感觉到清新的空气沁人心脾。他的注意力集中到一片已经烂了一半的落叶上。他看了一眼这片落叶，或者说他看到了这片叶子。他还看到了所有其他的落叶。他不想再动了，就待在那里。新的思绪不时地在脑海中跳跃。他倾听着这些思绪的声音，正如他望着这些落叶。此刻，保持一点距离。有个想法一直在他脑海萦绕：你的思绪繁杂无序就像这些落叶，任由它们来来去去吧。完美无缺，这一刻完美无缺，除了此时此地你正经历的，你别无他求。

然后思绪回归平静。永恒降临。

心灵的喋喋不休

我们的大脑是一台卓越的思想制造机，卓越非凡却难以停止。从早上一睁开眼睛，思想的制造就启动了。塞内加在《论内心的宁静》中谈到"内心打转，却无所关注"，从早上醒来就开始思虑，或者说就开始被一堆想法缠绕。我们谈天说地，谈过去，谈未来，却往往不谈现在。

实际上，我们所谓的思虑（这一运动是不以我们的意志为转移的客观存在，即使人为干涉也无用）并不会产生思想，只是对所思所想进行筛选、组织、分成等级，努力聚焦于其中一部分，并发展它们，同时摆脱另外一部分。因此希望通过冥想把我们快速地、按指令带向某种心灵宁静或者思想空白是徒劳的。有时，这种理想情况也会发生，但它是间歇性和阶段性的，随后，那些"喋喋不休"又会回来。

保罗·瓦莱里说："意识占主导地位，但不能掌控一切。"这句话我一直非常欣赏，它似乎一语道出了关键：即能力和万能的区别。马蒂尔·里卡尔依据佛教的传统，把我们的万千思绪比喻成一群焦躁不安的猴子，它们不停地乱嚷嚷，从这根树枝跳到那根树枝，一刻也不停。这太纷乱了，而且难以分辨！既然这跃动无法停止，又很难控制，那么该怎么办呢？这里的风险在于，为了解决思绪分散的问题，我们通常会转而聚焦于某个想法——这就是所谓的"痴迷"，也没好到哪里去。分散的另一种风险则是，我们可能用一种简单的、外在的、疏导性的而且足够强烈吸引我们注意力的东西来填充心灵，就算止住了这些"喋喋不休"。有人会说，用"填满"来对抗"喋喋不休"，有何不妥呢？其实我们可以找到比这更好的途径。

在正念中，我们不会一厢情愿地去终止或避开这万千思绪，而是去观察它们。即让自己仿佛从自己身旁走过一样，思考并观察自己的思考。禅宗有一个瀑布的比喻：当人进入瀑布的水帘（犹如绵延不断的思想）和岩石的峭壁时，身体稍稍与其错开，就可以观察到自己的思想活动。人已经不在思想中（因为有距离），同时离得不远（还在现场）。我们使用反射意识的能力观察自身。但我们真能观察到思想活动吗？最早的心理学，即内省的现象心理学，长久以来对此是持完全否定态度的。如何能既当裁判又当球员呢？奥古斯特·孔德说：我们不能伫立于窗前，看自己是如何在路上走过。然而，用正念的方法却是可以实现的，当然，这需要经过大量的练习……

看到思想的过程

就像往常一样，在正念里，我们一般不会采取正面、生硬的做法。没有必要强行放弃自己的想法，因为这样做往往会产生反作用。同时，也很难对自己说：好吧，现在我来观察一下我的思想，因为我们常常感觉不到它们的存在。我们的思虑太多，陷入自己的思想深处，我们就成了这些思想深处，以至于把它们当成了现实。

正念告诉我们：禁锢我们的思想是徒劳无益的，努力去寻找它们也徒劳无益，最好的做法是拓宽我们的思路。

于是，我们从其他途径着手，借助呼吸练习、倾听声音和身体感受来稳稳站住，扎下根、集中精力于当下这一刻。我们已经处在一个比较好的状态来观察思想的运动轨迹。在我们忙于其他一些事情，如专注于体验呼吸时，在某个时刻，我们会突然找到感觉：嗨！我们一直都在呼吸啊。然后就开始去想其他事情了。这样，我们在无意间跟踪了一个念头闪过的运动轨迹。我们只能在事后意识到它的存在。

稍微经过练习后，当我们试图与自己的想法拉开距离时，就能按照它们自身的顺序给它们排位。然后，我们就可以做一个正念的练习，其间要尽量保持在场的状态，见证自己的呼吸运动。对随之而来的声音，或者突如其来的冲动、欲望以及命令，如"停下来，睁开眼睛，干这个、干那个吧，这些事更紧急、更重要……"如果我们拒绝的话，这些想法还会纠缠不休："现在"就去做，否则你就会忘记！我们相信，这是"我们自己"想要这样做，也"需要"这样做。实际上，我们对此并不那么确定。证据是，假如我们不以条件反射似的，马上去执行这些披着愿望和冲动外衣的必要指令，则会发现这些指令通常是可以商榷或避免的，比如挠挠鼻子、睁开眼睛看看时间、给你的兄弟打电话等。对于这些指令，我们可以不执行或者推迟执行。当然，只有当我们意识到这些指令只是头脑中的一些想法时才能这么做。

刚开始修习的时候，只有当思绪把我们从修习中带出去，我们才会意识到这些思绪的存在，比如，思绪已经不在呼吸或身体上了，而在"思考另一个东西"。这很正常，头脑总是如此工作的。不过，我们还会心平气和地回到修习上，也正是思绪的回归让我们发现自己又回到了修习上。这样循环往复就是进行正念训练的基础。

练习时，出现想法不是问题，关键是不要去意识注意力在分散或思维在波动，特别是不要把思想和现实的界限混淆，不要执着地对待所有想法。不去理会想法的丰富内容和运行轨迹，也不去理会我们与它们的关系，比如不去阻止它们，不要把它们从大脑中清除。这时也别再跟踪它们，别再服从它们或者忍受它们，而是把它们放在广阔的意识范围内（要点在于注重当下，通过呼吸、身体和声音）去接受它们，观察它们。简言之，就是不要再让它们进一步长大。

通过训练，我们能渐渐更好地看出思想就是思想。我们确认思想是偶然的心理现象，而不是长久的不安。我们看着它们出现，但并不总是追随它们的脚步，我们又看着它们消失，周而复始。"体验"它们比"知道"它们需要更强的学习能力。我们知道思想仅仅是思想，但如果思想把我们卷进来，这"知道"对我们来说就没有用处了。只有经常地实践和反复体验，才能帮助我们与心理保持距离，养成这种任由思想自行消失的习惯。

在正念中，我们自己决定是否追随我们的思想——为什么不呢？——或者选择其他的方式。比如说，选择坐下来，闭上眼睛，呼吸，此时此地，一连串的思绪对我们说："移动，做吧，想吧，摆动。"然后这些意识变得更强烈，调门更高："你还有那么多急着要做的事情。你不认为应该暂停这些练习，稍晚再回来吗？……"不，不！我已经决定不屈从这些想法。我稍等片刻，只是想看看这么做是不是真的很有必要，是不是真的很重要。我再呼吸几分钟，困境摆脱了。不再做思想的奴隶是多么令人愉快啊！重新获得那么一丁点的自由也是幸福啊！

从思想中解脱出来

笛卡尔说："我思故我在。"保罗·瓦莱里说："有时我思想，有时我存在。"正念则总结：我不仅仅"追随"我的思想，也不仅仅"是"我的思想。这里有两层含义，一是"我追随"，二是"我是"。此之谓认知心理疗法中的"反混淆"：努力减少思想和意识的混淆。要明白，思想只是意识的一个组成部分，而不是意识的全部。不再依靠我们的思想，并不意味着对它拒之千里，只是要与它们保持不同的关系。

"我的生活是悲哀的"与"我在想我的生活是悲哀的"，这并不是一回事。当把思想认作思维的现象时，我能更清楚地看到，在思维的现象中，隐藏着很多对价值、无意识行为和冲动的判断，而对这些判断我不一定都认同。这种同自己心理分离的奇异体验，这种运用自己的思维来规避陷入圈套的努力，正是正念所主张的。正念教我们打开反思的空间，培养一种留有距离的、观察的体验。它帮助我们进行区分，就像在一场晚会中，帮助我们区分背景声音与有意思的交谈，或者最终选择走出去，离开这个纷乱嘈杂的地方，去倾听夜晚的呢喃私语……

小结

来，现在闭上眼睛，把注意力都集中在自己的气息上。你会注意到，思想是如何迅速地游离出去，就像喜怒无常的孩子一样，又是如何再次回到我们注意力的中心的。想着要做的事情，想着练习中存在的困难，这就是我们要做的。正念练习在思想上发挥作用，就是要意识到思想上难以抑制的"喋喋不休"。它的吸引力在于：在某个时刻，我们再也观察不到我们的思想了，因为我们已经身处其中，与其融为一体。再平静地回到气息上来，开始观察自己的思想。渐渐地，"想着某事"与"观察到我们在想某事"的区别就变得显而易见了。我们称为"觉察"，但要做到这一点，需要常常修习。

有两种进程，在人类的有生之年不会停下来：呼吸与思考。实际上，我们能屏住呼吸的时间，长过我们不去思考的时间。仔细想来，这种对停止思绪、停下思考的无能为力，是一种可怕的束缚。

——乔治·斯泰纳

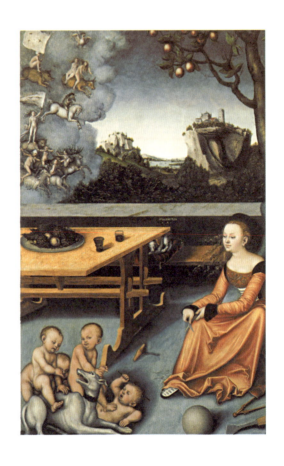

《忧郁》，老卢卡斯·克拉纳赫（Lucas Cranach der Ältere，1472—1553）绘于 1528 年，私人收藏

6 给情绪一些空间

这幅画是一个秩序和混乱的混合体，不同寻常，让人难以解读。我们不甚理解画家想要传递给我们什么，而在凝视片刻之后，虽然也无法理解得更多，却可以大致领略画面的结构。

画面的左侧杂乱无章。上方是超自然的混乱，一队思想的骑兵或是幽灵的骑兵从云端俯冲而下，被一团很大的乌云裹挟着。下方是人世间的杂乱，几个光屁股的孩子正在和一只猎兔狗打架；狗看上去很生气，转过身来冲孩子们龇着牙，竖着耳朵，好像在威胁说："你们要再这样，我就咬你们。"

画面的右方，则相对平静得多，但也不是绝对清晰。一棵苹果树上结满了金色的苹果，陡峭的岩石上矗立着一座高高的城堡。女人的脚边摆放着几个工具，她在削一根小木棒来打发时间。她那疲倦的脸上表情冷漠，但没有丝毫轻蔑的神情。她似乎在远远地监视着孩子们和猎兔狗之间的争斗。

在老卢卡斯·克拉纳赫这幅名为《忧郁》的画作中，有现实与非现实，有紧张也有平静，有动作也有对厌倦神情的描绘。有些意思我们能大概理解，有些我们又遗漏了，或者超出了我们的理解范围。我们感到似乎永远也抓不住它所要表达的，永远也无法理解。

然而，这难道不像我们自己的情绪体验所呈现出的样子吗？

情绪的体验

我们的情绪虽然不可言说，却可以通过身体感觉、行为举止和自发的、彻底的、简化的思想表达出来。为了缓和及平息情绪，言语往往是不够的。它必须通过身体的生理活动（如呼吸）和相应行为（如忧郁和焦虑时行走、生气时伸展身体等）来表现。这涉及心理活动最艰难的步骤之一：与那些沉重的、充满情绪的想法保持距离。因为对于情绪，我们无法阻止又无力驱逐。这种必要的距离，更容易通过接受和观察我们的情绪状态来实现，而非采取竭力消除的做法。简言之，就是要顺从它们。因此情绪起伏的体验就是对我们的谦卑心态与适应现实能力的考验：它们在开始的时候，常常比我们强大。在情绪强烈的时候，它们以直白的方式表现出来；在脾气和心灵状态不佳的时候，它们以间接的方式表现出来，形式非常灵活。拉罗什富科曾说："脾气是一条河流，它以难以觉察的方式支配着我们的意愿；它流经我们心里的秘密王国，并施加影响，对我们的行动发挥着重要的作用，即便我们并没有认识到这些。"

情绪的混乱

> 一切都建立在一些令人畏惧的想法上，而且我们
> 无法正视它们。
>
> ——保罗·瓦莱里《如其本来》

我们在情绪方面的体验并不总是令人愉快的，也不总是可以解读的。事实上，情绪的涌现有时非常丰富，也可能导致更大的混乱。

避免痛苦的情绪出现——我们可以尝试在行动中、在消遣娱乐中逃避，或者尝试完全控制它。这些在逻辑上可行，但实际上是行不通的。这样会切断我们与感觉的联系，可能使我们陷入一种被神经科医生称为"感觉中断"的状态，即与我们的情感体验生生割裂。我遇到过一些超敏感的病人，他们多年来一直冻结自己的情感活动，这样的体验痛苦至极。这使我想起"极地冻土"这个词，千年冻土上，覆盖着厚厚的冰，在其之上，万物都不能生长。过多的保护会使生活和感觉变得贫乏……

让情绪清晰呈现：接受感知

正念的做法与我们的自然本能背道而驰——自然本能是接受愉快、排斥不愉快。正因为如此，那些练习的过程不总是让人愉悦。这是与放松疗法的又一个不同之处。

在正念中，我们接受消极和痛苦的情绪、感受，并只是简单地允许它们存在。与其将忧郁赶走，或者解决焦虑，不如从接受它们存在开始。这并不意味着接受它们的信息和指令。允许它们存在，就是为了确认我们是忧伤的，但不必相信忧郁（这种生活几乎尽是痛苦，行动又有什么用？）或者焦虑（有危险，你应该尽快找到解决的办法）所传达的信息。

焦虑症和抑郁症患者不喜欢听到"应该允许情绪存在"这样的话。这让他们反感："我总是想反其道而行之，而不是去受苦。"这还会使他们感到害怕："如果我打开了闸门，放松了警惕，我就会被痛苦吞没。"但是，不，请您放心，情况并非如此。我们的消极情绪就像我们想要安抚的动物（或者人类）一样：我们越是努力想要推开它，约束它，或者限制它，它越是反抗，可能还会伤害我们。

创造一个空间让这些消极和痛苦的情绪能够存在，这对我们更有好处。这样我们可以观察：它们将我们的身体置于何种状态？它们可以演化出哪些想法？它们要把我们推向何处？这样，我们就不是处在情绪之中，而是在体验情绪。接受它是为了少受痛苦。这样做有时会使我们平静下来，留出思考如何应对的空间。

情绪是消极思想的发动机，给后者提供了所有的力量并使其成为顽念。接受情绪，就是要消除那些因情绪而产生并变换形式前行的思想支配力量。如果我承认并接受自己发怒，就更容易反思引起怒气的原因；如果我承认并接受自己的不安，就更容易反思我的不安。但是，如果我们还停留在"啊，没有，我没有生气，是所发生的一切太让人无法接受了"，或者"啊，没有，我没有不安，是现实太可怕了"的状态，那么，这种做法是行不通的。既然对我们的心灵来说，这些不是想法而是明摆着的事实，谁还会像疯子一样去怀疑呢？

花时间去感受

这样，我们就必须为情绪做些功课了。目的不是阻止情绪，而是观察情绪。比如，每天分几次，在两个不同的行动之间，我们不是着急惊慌、急切地从一件事直接过渡到另一件事，而是先花一点时间感受一下发生在我们身上的事，慢慢地与我们的情绪状态建立联系。或者，在等待的时候，利用这点间隙感受自己。不是因为要做其他事情或反复考虑一些问题，而是在无意识中、在头脑一片空白中、在切断与时光的联系中、在思绪的飘忽中度过这段时光。

在安静放松的状态下，人们可以做到平静，并进行追根溯源的反省。然而当我们处在痛苦、忧郁、神经紧张、不安、不幸等状态之中时，不要刻意去改变我们所感受的东西，不要刻意安抚自己或使自己平静下来。不要马上这样做，只要专心于我们正在经历的事情。好好地呼吸，只是专注于呼吸并观察发生的事情，不要想其他事。呼吸、专注于存在、正念，就像黑暗中的一盏明灯——尽管总是黑夜，却能让我们看清自己身在何处。有时结果令人出乎意料：接受痛苦的情绪并同意穿越它，就像穿越云层一样，最终发现没有什么坚不可摧的东西，而在它的出口处，太阳的光芒重新闪耀……

情绪的正念

我们的情绪不是思想的"杂草"，即使那些令人不快的情绪也不是。它们是我们心理生态的一部分。只有当我们意识到情绪的存在及其影响机制强大而难以捉摸的时候，从接受它们开始，才是可能和可行的。情绪自然而然地向我们施压，我们采取行动所依据的是情绪的影响，而并不是情绪存在本身。此外，心理学称"情绪调节"的目的不是把情绪清除出去，也不是马上进行调节或者直接调节，而要在意识到来时调节，使头脑变得清晰。

因此在情绪平衡的道路上前行，正念有两个基本"能力"：一是创造内心空间容纳当下的体验；二是接受这种体验，让它按照原本的样子自由存在。为了超越痛苦或者不适，必须首先承认它的存在。我们无法离开一个我们拒绝到达的地方，同样，我们也不能从一种不愿意去认识的痛苦中解脱出来……

只有在悲痛的情绪中，我们才能听进去并相信那些安慰自己的话语："没关系，一切都会过去的……"只有全身心地接受问题的存在，才可行；而如果仍拒绝承认悲痛的存在（这不可能也不公平），则是不可行的。从容不迫的种子，只有在明智的土壤中才能发芽，绝不会扎根于否认和谎言之上。要使抚慰的话语真正有效果，必须花时间去接受它，倾听它，感受它。使它在身体上存在，就像我们之前在痛苦情绪上所做的一样。当然，这也不是说不能给快乐情绪留一点空间。

小结

有时我陷入混乱和矛盾之中，做任何事情都无法使自己解脱和放松下来。而一旦我有时间，就会观察在我身上发生的一切。是什么情绪驻扎在我身上？它要把我带到哪里？这看上去很简单，事实并非如此。就像思想一样，情绪也会向我们施压，也就是说它们表现出来的不像主观现象，而像无可争辩的事实。因此不要试图去改变感受，不要试图去安慰自己或变得冷静，只是让自己处在当下就好。然后，去呼吸，心无旁骛地专注于呼吸，同时观察在自己身上发生的一切。

我沉入奇妙的冥想，我对非经我造之物微笑。

——纪尧姆·阿波利奈尔

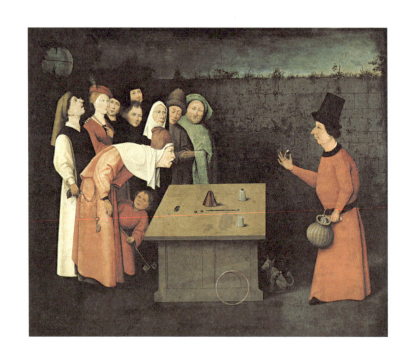

　　《魔术师》，耶罗尼米斯·博斯 (Hieronymus Bosch，1450—1516) 绘
于 15 世纪末 16 世纪初，木板油画，现藏于圣日耳曼昂雷市立博物馆

7 集中注意力，增强意识

乍一看，这幅画上的一切都很简单：画面分为左右两个部分，右侧有一个街头魔术师正在表演，左侧是正在观看表演的人群。他们之间被一张桌子隔开。

现在我们来看一看细节之处。围观的人被魔术师老实巴交的表情和滑稽的帽子逗笑了。有一只小猫头鹰，悄悄地藏在魔术师左手提着的篮子里——猫头鹰在西方文化中是智慧的象征。而此时，魔术师的右手拿着一个小球，它可能是刚刚从桌上某个扣过来的杯子里变出来的。

有个高个子男人完全被表演吸引住了，身体向桌子倾斜着。有个小偷正在对这个高个子男人的钱袋子下手，小偷的眼神奇怪地望着天空，好像是为了转移人们的注意力。人们不禁要问：小偷是街头魔术师的同伙吗？还有那个被人用手指着的、穿着优雅红衣的女子也是他们的同伙吗？

现在我们着重看一下那些奇怪的细节。那个高个子男人正流着涎水。其他人似乎都朝着不同的方向看着：有的看着桌子，有的看着魔术师或者那个弯着腰的高个子男人，有的人甚至闭上了眼睛。最后，别忘了还有一个"观众"：一只安静的小蟾蜍，趴在桌子上面，始终专注地看着魔术师的表演。

像博斯其他富含象征意义的作品一样，这幅奇异的作品含义十分丰富。但有一点对我们颇为重要：它在与我们谈论注意力与意识。

注意力就像一座被忽视的宝藏，一件被抛弃的礼物。学会如何培养注意力，我们就能生活得更加聪明睿智，幸福感倍增。因为这样可以避免分神和纠结的危险。

分神的危险在于，当注意力不稳定、到处游荡时，会不分青红皂白地回应所有需要它的东西，即使这种需要愚蠢、空洞且毫无用处。只要有变化发生，注意力就会随之而去，就好像我们在一个屏幕前一样。

纠结的危险在于，当注意力被痛苦、焦虑、怕做错事的担忧吸引时，我们很容易陷入内心世界，反而对生活、对现实只是漫不经心地一瞥而过。就这样，我们离开了现实世界，沉浸在惋惜过去或担忧未来的虚幻世界之中……

分神和纠结是痛苦之源，关闭了我们进入当下的大门。

意 识

对于意识，我们可以这样定义：意识既是感觉也是感知，它知晓我们所感觉的以及所感知的。产生意识的前提是人头脑的清醒。一个人睡着后，也可以感觉和感知，但因为他处于无意识的状态所以不能知晓。意识可能是我们思想中最精细、最复杂的部分，这个课题已经为成千上万项科学研究所证明。然而，我们在此要做的是树立一个理解意识的典范，这既不用太离谱也不用太复杂。简单地说，意识包括三个层级。

第一个层级是"初等意识"，包括我们全部的印象和感觉。这是一种动物性的意识，能帮助我们适应周围的世界。例如，当你读到这些文字的时候，感知到你的身体，听到声音，感受到周围的运动，等等，就是这种意识在起作用。

第二个层级是"自我认同意识"，在这里出现了"我"的概念，是意识帮助我们对我们赖以生存的事物做概括，并使我们拥有了所有感觉。我们对这些早已司空见惯，只有当我们间或经过一面镜子，或听见有人喊我们的名字时，才会恍然意识到我们是"我们"，并被一种审慎的自我认同感击蒙：什么？人们喊的那个人、那张脸就是我？

第三个层级是"反思意识"。"反思意识"能够与"我"保持距离，并观察到"我"中的机制。正是意识帮助我们进行理解和反思：它使我们意识到，正因为此前我们太过自私，才经历现在的心烦意乱和忧虑不安。

至于"正念"在其中所处的地位，可以说，正是正念实践将这三个层级的意识完美地融合在了一起。对于第一个层级的"初等意识"，正念给予了它极大的重要性，因为它为身体和感情现象赋予了一种可理解的安定的形式；第二个层级的"自我认同意识"是观察我们一系列想法的出发点；而第三个层级"反思意识"，可以让我们的思想从心理的惯性中分离和解放出来。

注意力

"注意力是我们的思想以清晰和鲜明的方式，从若干可能同时出现的物体或者一系列思想中选取一个的过程……这个过程意味着舍掉某些东西，以便更有效地处理另外一些东西。"美国现代心理学的创始人之一威廉·詹姆斯如此解释道。威廉·詹姆斯很早就开始了对意识和注意力的研究。

注意力是意识最基本的工具，没有注意力，就没有意识。这也是为何冥想训练师最常说："现在，慢慢地把你的注意力集中……"但是，注意力和意识又是两个不同的实体。在注意力中被我们排斥的（那些我们不感兴趣的东西），却在意识中被我们接纳。注意力从排斥开始，意识则从包容开始。比如，从某种角度而言，抑郁和焦虑就是注意力的紊乱造成的，即我们只关注那些使我们烦恼的根源，而忽视了其他。因此求助于正念来治疗这种病态的注意力，也是一种解决方法。当我们感到忧郁不安的时候，请注意拓展一下我们注意力的范围。

注意力的品质

现在重新回到注意力上来，回到注意力与意识的关系上来。我们很难以直接的方式对意识施加影响。一般来说，我们应学会调整我们的注意力。这个工作可以在两个方向上进行。

第一个方向是打开注意力。注意力既可以集中于一点（狭窄的），也可以是开放的（宽广的）。在聚焦型的注意力中，我们把一束狭窄的注意力光束集中于一点，如一个行动（我们所做的），一个场景（我们的所闻、所见），或者某种思想（进入反思或纠结）。开放式的注意力则相反，它倾向于扩大注意的范围，摆脱最初的对象，慢慢地从对思想和感知的认同中抽身出来。我们在观察自己身体感觉时所发生的一切就是这么进行的。我们还在对当下的体验中感知不同的层次，以及包容声音、思绪、情感等。这种广阔、开放的注意力已自然而然地接近我们所说的"有意识的注意"，已非常接近我们所说的正念了。

第二个方向要做的事已不再是关注注意力的开放，而是关注它的本质。注意力的本质既是解析性的，也是浸润性的。解析性注意力，是我们专注于解决棘手问题、数学问题或生存问题时所调动起来的注意力。这时，我们的智力全负荷运作，思绪接二连三，理性勇往向前，使我们从细节中分析问题的来龙去脉。浸润性注意力处在另一个层次上，它会使我们忘记我们正在反思和行动的事。浸润性注意力可能涉及很简单的行为，如被一部动人的电影震撼，或者被健身中慢跑的步点节奏感动。也有可能是很复杂的事情，如在滑雪时俯冲下斜坡，或弹奏乐器，或专心致志地从事脑力工作。在这些情况下，我们会完全把精力集中到我们所做的事情上（否则，我们就会摔倒、弹错音符，或者心不在焉，无法静下心来思考）。但我们确实是处于一种被称为"浸润性的注意状态"之中：我们如此全神贯注于令我们完全沉入其中的事物，而无须思考或分析所发生的事。

我们的注意力越是宽广，越是浸润性的，我们就越接近正念：以一种强烈而开放的在场感——不仅是思想上，而且是全身心的——体验我们生活的每时每刻。

练习注意力，以保护意识

精神生活是不以我们的意志为转移的，注意力也如此。

无论在东方还是西方，人们早就注意到了练习注意力的必要性。威廉·詹姆斯曾说："能自觉地把总是容易分散的注意力集中起来的能力，是人们判断事物、形成性格和磨炼意志的根基，没有它，人就不能成为一个完整的人……"但是，描述这种理念很容易，给出培养它的可行妙方却很难。

这种集中注意力的能力实际上既构成了我们精神效率的基础，又是我们一生幸福的基础。但现代的生活方式往往会把它弱化，使它变得贫乏。我们越来越多地在"心理中毒"的环境中成长，我们的注意力因受到众多干扰（比如广播或电视广告，还有源源不断的电邮或短信息）或因极具煽动性、诱惑性的刺激（电视和电影中播放的画面，每分每秒都在以令人眩晕的方式迅猛增加）而支离破碎。问题在于，我们的思想已经对这些有所偏好，倾向于消遣和分心。我们的注意力被嘈杂和简单的事情吸引，就像我们的口味被甜味或咸味吸引一样。

这种外部环境总是使我们的注意力变得非常狭窄和拥挤。

它习惯了聚焦于一点，从一个对象到另一个对象，从一个烦恼到另一个烦恼，从一种消遣到另一种消遣。今天，人们怀疑这种经常建立在狭窄的分析方式上的注意力，是人们产生心理纠结的基础，就是它助长了抑郁和焦躁的状态。

为了保护意识、修复意识，加强训练注意力的能力意义重大。冥想从实践而言，就是对注意力的一种训练。我们的意识再也不会蒙蔽我们……

小结

对注意力的控制是正念实践的核心内容，现在去试一下，把注意力放在呼吸上，你会看到思想仿佛已经飘然于外。于是再回到呼吸上，一次、十次、百次。小时候，数百次的迈步使你学会了行走，而且每天数百次的迈步使你保持了这种行走的能力。那么，注意力的练习也是如此。如果你在生活中精力分散，而且满足于回应所有的要求，被所有眨着眼、发着声的东西吸引，那么你就难以集中注意力。正念的练习，特别是数百次的"离开练习"，以及数百次的"回到当下的练习"，代表了一种特殊的心理训练。还等什么，实践吧！实践吧！否则，你就别怪总是被思想忽悠了。

我从生活中移除了很多无用的东西，于是上帝靠近我，想看看到底发生了什么。

　　　　　　　　　　　　——克里斯蒂安·博班

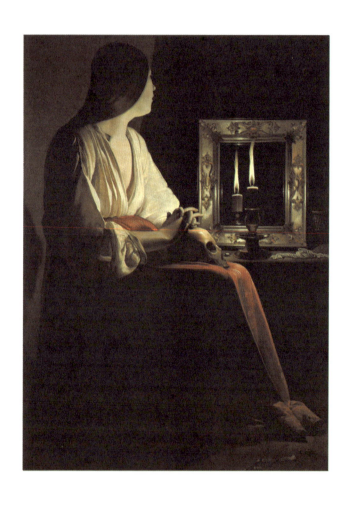

《忏悔的抹大拉的马利亚》，乔治·德·拉图尔 (Georges de La Tour，1593—1652) 绘于 1635 年，布面油画，现藏于美国纽约大都会艺术博物馆

8 只需存在

这是一幅不可思议的有声画卷，但画作中回荡的却是静寂，就像拉图尔的所有画作一样。没有任何话语、任何运动、任何声响，无论是在房间里还是在室外，我们身处沉睡的深夜之中。唯一的对话存在于阴影和光明、火焰及其反光之间。蜡烛暗指人整个生命的脆弱。蜡烛和反光都为黑暗所笼罩。如果用手指掐住火焰，肯定一片漆黑……

周围在微光中纹丝不动的物品，就像是孤儿。镜子里没有人的身影，只有反射出的蜡烛火焰的光。被丢弃的项链是妓女抹大拉的马利亚昔日的回忆。头骨让我们想起虚荣及其最终的启示：记住你终有一死，但不要害怕死亡。记住，尘世的生命是短暂、脆弱和徒劳的。记住，重要和根本的东西不在尘世。但你还是要思考，因为还有另一种生活方式。请潜心思索。这就是抹大拉的马利亚：长发，翻褶的红袍，不带任何花边修饰的白衬衣。受谴责之人就是这样吗？她如何摆脱过去和往日的罪孽？要到哪里去？要做些什么？以后、以后再说……眼下，她舍弃，放松，缓和，专注于当下。抹大拉的马利亚把手放在头骨上，她的脸背向观众，背向世界。她在看什么？镜子还是蜡烛？都不是。抹大拉的马利亚什么都不看，她的双眼投向镜子上方那空荡荡的墙面。

觉 察

正念之中必须觉察。觉察就是要重新聚焦自己，要重新"居于己身"，即与自我重建联系，因为很多行动和环境会割裂我们与自我的关系。至少我们要在自己头脑中占有并疏离那些感觉到自我"存在"的时刻，因为这意味着"行动"的停止。

某些环境有利于觉察，如教堂和祈祷场所。我如果出门见朋友，有时会花点时间去目的地邻近的教堂里冥想，这样就可以在喧嚣的近旁，稍微排遣过度的刺激。大自然当然是有利于觉察的，经常造访大自然也是有益于我们健康的方法之一，这一点日益被研究成果证实：与大自然接触会让我们身处平静、和缓、连续的情绪之中，这些精神养料有助于正念修习。

但人们也可以在生活的纷乱中觉察，在忙碌中抽出片刻的"退隐时间"。相比而言，这种忙中偷闲的片刻有时特别有效。除了情绪上的纾解，还会令你感觉到内心更开阔，有时思绪会更明晰。就像散步者突遇阵雨而到门廊下躲避，不是去咒骂天气，而是将心思转入当下。如果他把不测的风雨当作一种意外的舒缓和休憩，那他会感受到某种十分有益的东西。从根本上说，这对健康极为有利。

行动之前也可以觉察。在开始一件工作时，站立片刻，在坐到办公桌前时可感觉一下自己的呼吸，不带任何明确意图，以无声的方式去触及工作的深层意义。在晚上回家之前、看朋友之前、接待一位病人之前（如果你是一位医生的话），也可以这样做。从前是有过这样的时刻的：掰面包之前的餐前感恩经、夜间的祈祷等。如何让这种觉察时刻进入我们的现代生活？回家时打开电视或广播肯定不行，待在每时每刻都奴役我们的电脑前也不行。还需要某种"改变观念"的方式和姿态，特别是当某些观念变得很僵硬，在我们的思想中没有了根基时，而可以对抗这种僵硬风险的正是觉察。

我记得有个修习正念的病人，以兴奋、惊诧的神色向我讲述了他是怎样在每天早上上车之前完成修习的：他不再自动打开汽车广播，而是将手放在方向盘上，呼吸吐纳，在意识中触及他所感受到的东西。这样短暂的片刻还出现在一天的其他时段中，这都有助于缓解他的焦虑。

我还想起一段奇特的文字，是帕斯卡尔·基尼亚尔《游荡的影子》中的话："1994 年 4 月的一天，天气晴好，阳光灿烂，我从卢浮宫出来，为什么要加快步伐呢？有个人快步穿越塞纳河，他看到，罗亚尔桥桥拱下的整片河水覆盖着闪闪发光的白色，他看到博纳街上面湛蓝的天空，他跑着推开塞巴斯蒂安·博坦街的一扇大木门，他辞去了他从事的所有工作。人不可能既是看守同时又是逃犯。"有意识的生活并非没有危险，觉察会随即驱使我们产生摆脱许多东西的意愿，但摆脱不是为了变得贫困，而是为了减轻负担。

摆 脱

正念的第二个前提是摆脱。我们不必像画中抹大拉的马利亚一样，摆脱自己的过去或脱去衣服，而是要摆脱某些心理态度。要做到这一点，一个重要步骤是减轻我们思维惯性的束缚，尤其是减轻期待和判断的负担。因此正念中有四个重要的心态：勿判断，勿筛选，勿执着于某物，勿期待任何东西。冥想可以培养这四种心态，随之而来的是四种无虑与洒脱。

勿判断。比如，不要去判断冥想行为成功与否。这很难吗？是的，"不判断"毋宁说是不向我们脑子里必然出现的判断让步，不赋予这些判断任何权威，不执着于判断，不给判断留任何位置。

勿筛选。我们已经看到，要做到这一点，通常要允许各种肉体的感受、思想或情绪存在，即便它们令人不悦。比如，在我们冥想时，不要希望我们耳朵里没有任何杂音。接受这些不舒服的东西。当然，我们要接纳好的、愉悦的东西。不要自虐，也不要沉迷于享乐。只需有开放与好奇的意识，它会接纳一切，但也会随兴而行。

勿执着于某物。比如，不要抓着喜欢的东西不放手，这通常是一种低级的无意识。不要不顾一切地想要保持一种幸福的状态，这种状态是通过对呼吸运动的关注而实现的。为什么要采取这种态度？这不是要去中断那种惬意与幸福的状态，而是要训练不要为之操心的心境。要突破"但愿还能继续"的心理，从我们的焦虑中解脱出来——焦虑的核心自然是可能失去快乐的东西。因为快乐的东西在正念中比在失去它的焦虑中能被我们更好地品味。很多焦虑郁闷之人需要克服的弊病正是这种"关于幸福的焦虑感"。

勿期待任何东西。对于初习者，这肯定是正念冥想修炼中最让人困惑的方面。不要有任何期待，不要希望一场练习会成为清明与平静的源泉。我还记得当初自己的迟疑："放弃我的期待？！但没有期待和目标，人将无所适从！"而事实证明放弃期待的结果恰恰很好。到正念中，人不需要追寻任何目标，只需保持他已有的状态……

真 诚

最后一种放弃最为困难，它不应该是我们对自己耍弄的诡计（表面上无所期待，但内心深处却不是如此），也不应该是一种自虐的态度（对幸福漠不关心）。这样只是一种迂回。我们通过自己的努力和意志所能达到的状态和建立的东西，其实已经到和建立起来了。相反，很多事情，尤其是情感领域内的事情，是我们的控制力和意志无能为力的。我们会尝试以体验别的东西来摆脱"解决的欲望"。这种体验就是不渴求任何东西，而只有对当下的"圆满意识"。正念，就是每次都发自内心地体验到我已经达到我希望达到的状态：就在此刻，就在此处。

纯粹的存在，无物之意识

以和缓的方式扩展我们意识的范围，摆脱我们的头脑期待和筛选的惯性，会使我们的意识达到正念状态。正念会变得十分宽阔，无所欲求。这是一种纯粹的存在。

无物之意识？对于这个概念，理论家和实践者可能会有不同的看法。比如，在哲学家看来，任何意识都是关于某种对象的意识。这就意味着，意识是一种集中于某个对象的关注。但是，对于冥想者，无物之意识是可能的，他们对此经常会有体验：这是一种扩大了的意识，它可以包容一切。它是一种对存在的无限之爱：看到存在，爱它，以最佳的方式去爱它。也可以说是无选择之意识。这是一种很宝贵的态度。从本质上说，它不比其他的存在和行动方式更高妙，也不是一种廉价的精神骗术。它之所以宝贵，是因为不可常得，而且它很可能承载着十分重要的品质：健康、自由、睿智。

对我们中间的大部分人，无物之意识通常是转瞬即逝的片刻，而非一种稳定态：我们只能轻微触及纯粹存在的状态。我们预感到可能还有其他超越这种状态的东西，如启示抑或幻觉，不可名状的愉悦等。

起初这可能只是上天的恩赐，通常有守株待兔的意味。有些时刻，万事圆满，无须我们丝毫的介入。接着，我们会慢慢地学会唤起这种时刻。这种纯粹存在之时刻的内涵也是简朴至极：安之若素。此等修习之所以精微难至，皆因我们不知安之若素。干预和行动，有导向地施加影响，想做点什么的想法会令我们心里发痒，仿佛开始行动总能让我们松一口气。但这既是人类无比的力量，也是人类无边的弱点。有的时候，我们应懂得抑制自己的行动。我们应摆脱外在的生活，抛开过去的负担和各种计划的压力。我们可在片刻之间行至短暂的浩渺无际，而我们的行为和思想曾遮蔽了这种浩渺无际的境界。一切都会好起来、激动起来，而激动之后又会恢复平静。

小结

我们每天都来冥想吧。在日常生活中,让我们经常对体验到的事物开放思想吧:走出话语、思想、客体、行为,离开"行动"转向"存在"。当我们四周或自身有太多的躁动时,请试着拉开距离,摆脱各种形式的意志,不要有任何的欲求,不要追寻任何东西,可以试着在片刻间脱离任何思考和行动。只要存在于此时此地,只需意识到我们存在、我们活着。

在早晨醒来时，想想你活着这件事是多么珍贵的荣幸啊——你能呼吸，能思考，能玩乐，还能去爱。

——马可·奥勒留

今天我什么事情也没有做。

什么？难道你没有活着吗？

在你的事务中，活着不仅是最根本性的，也是最辉煌的一件事情。

——蒙田

PART Ⅱ

睁大思想的眼睛来生活：
日常生活的哲学

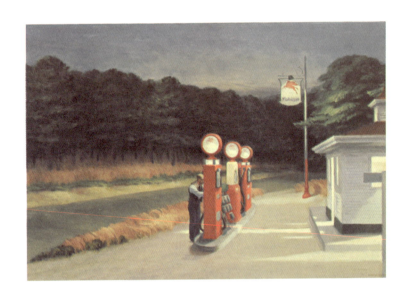

《加油站》，爱德华·霍普 (Edward Hopper，1882—1967) 绘于
1940 年，布面油画，现藏于美国纽约现代艺术博物馆

9 看见日常普通之事

在这个夜幕徐徐降临的时刻，微弱的灯光在黑暗中营造着一个个富有人情味的小岛。你经过，你停下，有些特别的事情吸引了你。也许是光，也许是温暖的空气，抑或是四周黑漆漆的森林吸引了你的注意力？

也许你已经注意到了这个细节：灯箱上的飞马座图形有点傻。这匹红色的飞马和它的三个兄弟，急不可待地撒着欢奔向天际虚无的黑夜。这飞马的形象就像是个奇异的锚，持定了你的注意力，使你在这个平凡而平常的时刻关注着其他事物。你闻到了汽油散发出来的气味，听着那正从亮着光的屋内某个角落里的收音机中传出的微弱的老旋律的音响。这一刻，不是美丽或怪异触动了你，凝固了你的灵魂和肉体。你不需要因这些——美丽或怪异——停止你的思绪、动作或计划。你停下来是因为这一刻独一无二，是因为你绝对不可能再完完全全地看到你现在所看到的东西，也是因为你绝对不可能再完完全全地经历你现在所经历的。是这样的，你已经明白了：你停下来是因为最本质的东西突然出现在了你的意识中。你正在经历一段生活。你岂能经常忘记？活着就是一种运气，每一个生活的瞬间都是奇迹：是战胜了黑暗、战胜了死亡、战胜了虚无才获得的结果。你岂能忘记这些？永远也不要忘记活着。现在抬起头来，用新生儿般好奇的眼睛去观察你的四周，就好像以前从未见过这些东西。

经常打开意识的开关

当我们面对美丽、变故、震惊时，我们的意识总能被唤醒，但在除此之外的时间里，我们常常只是一个活跃而游离于外的机器人。有时，我们醒着，我们所处的时代为我们的人生道路设置了很多指示路牌（从这里走，或从那里走）、宣传广告（现在来看一下！来听听！来尝尝！），规定了特殊意义的时刻，你必须赞叹不已或者感动不已（在看电影、戏剧，或参观博物馆时）。这些都是有明确标识的确定性行为，而我们的生活并不是一场有向导的游览。由于任它操控，我们变得头脑空洞，如行尸走肉，灵魂昏昏沉沉。

热爱平常而平凡的东西，观察它，尊敬它，为此我们势必要磨砺自己的思想。向平凡中蕴含丰富内容的事物敞开胸怀：不存在对正念体验必不可少、不可或缺的环境。但是，存在有利的、幸运的、便利的环境。只要我们做些努力，只要我们保持清醒和全神贯注，它可以随时随地来到我们身边。

不要行动，要存在

我们行动，总是在行动，从一个行动转向另一个行动。甚至，即使在行动中，我们也心不在焉：我们的头脑里总是装满了各种各样的意图，甚至还有对其他行动的回忆。

就像画作所描绘的一样：加油站里有几个客人从这个主人公身边经过？有几个人在那里而他视而不见？"我要加满油，付钱，再出发。我想准时赶到那个汽车旅馆，不要太晚。我要住在平常住的房间。我收拾物品，一边刷牙一边想着明天要做的事。我要调准闹钟以便明天早上及时起床，再看看电视里有什么节目，然后对自己说：'但愿能睡个好觉，明天精神抖擞……'"太多这样的日子，每天都做了一大堆的事，想了一大堆的事。但是，那样的日子，我们几乎都没有活着，甚至没有存在着，没有感觉自己存在着，只是一个机器人。

不是说存在绝对比行动好，而是两者我们都需要。或者更确切地说，我们有对两者的需要。在我们的生活中，存在是在完全无意识中的最自觉自愿的精神方式。在我们的社会中，"缺席模式"成了一种行动方式。正念在我们耳旁叮咛不要急着做出行动，转而选择存在——即使只是一小会儿。

就在那里：生活就像是一场正念的修习

我们的解决方案很简单：增强在这些美好时刻的存在感。

通过意识活动留驻其间，不再当个幽灵，脱离模糊状态，从一种虽说不上是死而通常是"非生"的状态中走出来：保持在场状态就是活着，真实地活着。

在体验中进行自我观察。观察我们所处的环境，包括有利的或不利的环境。在日常生活的体验中观察自我，有时也可"以敌为镜"来观察自己。比如，在等待和过渡的时候利用这一时刻去感受"我们在"和"为什么在"。不要再等待，而要存在！

我来讲讲我自己的一次经历。有一天，我赶着参加一场大会，独自一人在站台上等火车。一开始我是真的在等，我一会儿看时间，一会儿看远方的地平线，自忖火车会从左边来还是右边来。其实我心里明白，十分钟后才会发车。我仍然自问这列火车是否来自其他地方（能否准时到站）或者从这里始发（这样它会在站台上停留更长的时间，这样我就能从容上车）。简言之，我的脑海里充满了这些无趣又无用的想法。谢天谢地，我意识到了这一点（虽然并非一贯如此）。我从车身上看到自己等车的身影，就像狗在等它的骨头。我对自己说：不能像这样消耗自己的生命，即使只是一小段时光。于是，我开始想我的病人，想我们经常进行的存在于世界的练习功课。然后，我就按照平常要求他们所做的那样做。我放弃了行动（具体地说，在我只能等待火车到来、思量它迟到与否的时候，就是跺脚）的意阈，进入存在（当下）的意阈。我不看表也不再盯着铁轨的尽头。我以自己掌握的方式，把注意力转移到呼吸上。我慢慢地挺起胸，放松双肩；然后又竖起耳朵倾听。我听到了火车的声音、人群的嘈杂声、轮子在铁轨上发出的摩擦声、鸟儿啾啾的鸣叫声。我还注意到了春日的阳光，不远处的月台尽头有一辆缓缓开动的货车，更远处还有飘动的云朵、各种设备、闪光的指示牌以及建筑物。我用鼻子深深地吸入这包含着金属冰冷气味的空气，这是一种火车站月台里独有的气味。所见所感都是那么奇妙，奇妙之处在于，仿佛存在于当下的生活是有意义的，令人心静如水。当我登上火车的时候，我感到未曾有过的安详。我一刻都没有等待，而是过着我的生活，过着充满养分的每一分钟。

只是有意识地待在那里。要意识到我们还活着。什么都不做吗？不，要"活着"，有意识地生活。为平淡所感动，为平常所震撼，变得更加睿智和从容。

小结

让我们对视而不见之物保持一份易受心及在场感吧。那些日常之物、司空见惯之事，那些不再吸引我们注意力的事情，任由心灵为之感动，切勿不看一眼就去征服或者奴役它们。邀请它与我们发生联结，发现其精妙之所在，以及其多样之所在。不要只在我们强迫自己关注当下的时候才去注意它。这并不难，只需满足三个条件：主观意愿（希望在现实世界而不是在因为我们狭窄的注意力而变得贫瘠的虚拟世界中成长）、条件允许（已经排除了那些干扰我们的念头，扩大了意识的领域）、立刻执行（抬起头，睁大眼睛，去看真实的存在）。

不要忘记所有的思想都是最平凡的经历所造就的，说一个事件是平凡的，意味着它是那些最重要的思想形成的主要原因之一。

——保罗·瓦莱里

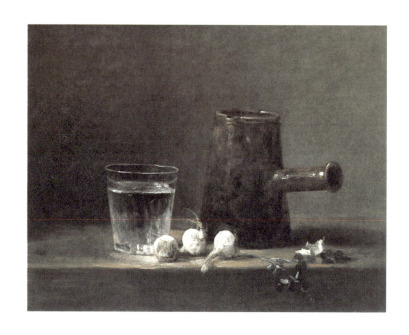

《水杯和咖啡壶》，让－巴提斯特－西蒙·夏尔丹（Jean-Baptiste-Siméon Chardin,1699—1779）约绘于 1761 年，布面油画，现藏于美国匹兹堡卡内基艺术博物馆

10 观察无形

在西方绘画中，有一种特殊类型被称为"静物画"：画家对无生命的物体进行描绘，常常是水果、蔬菜、鲜花、乐器等。画家通过手把这些静物再现出来，我们将发现其优雅之处。

它们对我们诉说，在我们耳边私语。但说了些什么呢？首先应停下来倾听这种私语声，然后试着理解它们，停下来，吐纳，沉浸在对这"静寂之自然"的冥想中。

"静寂之自然"，多么怪诞的说法！英文的 still life——静止的生活——以及德文和弗拉芒文所表达的都是同一个意思，都更接近现实：这些绘画表现的就是安静、平和、沉默的生活。它们在敦促我们、邀请我们融入这种生活。在这个变动不居的功利的世界里，"静寂之自然"会让我们停下脚步：静止的生活，无益的生活。真的无益吗？是因为它仅仅揭示了平凡状态吗？的确如此，它向我们揭示的，就是我们从没见过的平凡状态。

如果我们把目光转过去，就会看到庄严的简朴，看到静止背后坚实的存在感。如果人们投以目光，就会看到那些不会眨眼、不会移动、不会闪光、没有声响，但有意义和价值的东西。如果人们投以目光，就会在简单、易接近和可支配的事物中发现美丽、智慧乃至恩泽。

我想起有一天同一位禅师的讨论，他一直建议我尊重静寂。然则何谓静寂？他告诉我："就是受到打击时没有叫喊的事物。"所有事物都是不叫喊的，从不。但它们有时会诉说……

事物的教诲

体验正念，就是花时间去沉思。请让物体接触你。那些我们每天都在接触的事物，我们反而不记得，原因在于见得太多反而熟视无睹了。让它们进入我们的内心，我们也进入它们之中：消除界限，成为它们，让自己为之沉醉、入迷，不带任何目的。

它在房子里一个隐秘的角落。任其默默无语地存在，认识一下这些物品，感受它们作为宁静、和缓与持久之源的存在。接近它们，沉入其中，倾听它们如何轻声地告诉我们抵御行动（"做起来！做起来！"）和加速（"快点，快点！"），这是现代的两大病症。"当心事物的美妙之处"，诗人保罗 - 让·图莱说。是的，因为这种美妙会将我们引得太远。但是最好不要去"当心"，而要去留意这种美妙。请珍惜事物中的美妙之处，这种静止的生命会载着我们驶向宁静的港湾。

隐秘的关联

平凡的事物并不平凡。水、玻璃、咖啡壶、桌子、墙壁、蒜瓣，它们都很奇妙。吃喝、制作等行为，属于智慧、好奇、勤劳的人类，同样很奇妙。睁开眼睛看着所有深不可测、无法估量的财富吧，我们与之亲密接触却视若无睹，其实它们很奇妙。

当然，要想看到那些不去观察就见不到的事物，可以通过显微镜的方式去体验和观察。注意，我们从来就不是孤单的，而是处于千万种联系的中心：他人为我们制作了水壶和桌子，设法寻找水源、建造引水渠为我们解渴，懂得如何用沙子制作玻璃，懂得种植和收获大蒜。几个世纪前，一个叫夏尔丹的人为我们描绘了这些奇迹。现在我们注视着这一切，就像我们之前的其他人注视着它们一样，我们之后的人还会注视它们。他人也像我们一样，会喝水，识别大蒜的味道，用手抚摸桌面。

司空见惯之事为我们开启了人性之光，因为我们已经在承认它、接受它、聆听它、关注它、感受它、热爱它，没有想去改变它、美化它，也不想去修补它。它就是我们沉思中的那种状态，而我们感觉到自己的存在、人性和愉悦。在厨房的一角，与这些平凡的物品待在一起，也是一种幸福。轻轻地与自然、与他人、与我们的过去接触，同样是幸福。如果我们像夏尔丹启发我们的那样去观察它们的话，会发现每件和善的物品都是个百宝箱：这个物品来自别人的馈赠，那个物品是我们在某个时候从某个地方买来的，这个作品是一个遥远大陆上的居民、一段十分古老的历史的发明创造，而那个作品来自远方……

与物同在，感受我们自身和周围的人性，体验一种快乐、一种被无限放大的感激。这样一来又怎能说自己是厌世者或骄傲自满呢？

走向本真

我们不能走得更远。

我们甚至不能超越这些静寂的物品向我们讲述的所有故事，这些物品就在我们意识的深处。但我们可以无所思虑、无所梦想地冥想它们。所谓冥想，就是"意识满足于认识存在，但无占有、利用和裁决它的意愿之时的状态"，这便是安德烈·孔德－斯彭维尔给出的出色定义。

冥想，就是不带期望、没有垂涎、不做评判的注视，就是对我们周边的世界采取一种开放而好奇的谦卑姿态。在面对静止不可见的小世界时，尤其应该这样。就是为了注视而去注视物体。这甚至要摆脱它们对我们的诉说，慢慢忘却它们的故事（"有人将它给了我""我收集的""我在一个忧郁的下雨天买来的"），忘却它们的用途（"我用它们来做这个，做那个"），忘却我们对它们的判断（"这个很漂亮""那个很难看""它们很怪异"）。慢慢摆脱头脑中的这类话语，跨越它们，走向深处。从事物平静的隐秘之处去看待它们，只需与它们的存在本身联系在一起，从它们那里汲取无声的睿智的教诲。

　　静止之物揭示不可见的东西，正如沉默显示本真一样。请注意，在试图思考这个世界之前，请接受它吧。

小结

在冥想之时，沉入日常物品之中：苹果、鞋子、一根草、一台电话……把握它们，抚摸它们，观察它们，先尽情理解它们包含的意义：为了制造它们花了多少心思和努力，它们进入我们的生活后经历了哪些故事。然后轻轻地让思想回流，只保留事物的本真，不对它提任何要求，只让它沉默地存在。被人忽略或遗忘的平底锅与海绵，却有令人惊叹的宽慰神力。对这些无足轻重之物的拜访，意味着对我们自己存在之偶然的感激与敬意：我是一个人，是一个活着的有意识的人。

在乡间生活的所有可悲而粗鄙的事物中寻找那种庄重而坚实，却绝不会吸引眼球的东西，它的外形平淡无奇，但它沉默的品性可以成为寂静而神秘的无限魅力之源泉。

——胡戈·冯·霍夫曼施塔尔《山多斯老爷的来信》

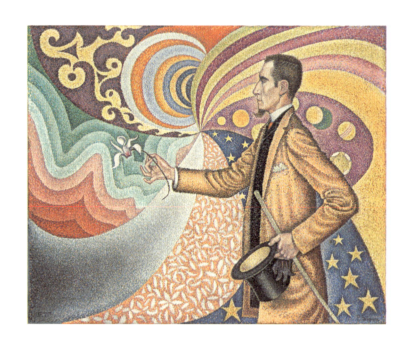

《费利克斯·费内翁的肖像》，保罗·希涅克（Paul Signac，1863—1935）绘于1890年，布面油画，现藏于美国纽约大都会艺术博物馆

11 看见重要的"花"

这是一种温厚、和善、毫无恶意的刺激：画面背景上丰富的形态和色彩令人愉悦，夺人眼目。我们的眼睛无法抗拒，随后头脑也沦陷了。画面很美，但从感官上说又太强烈，让人难以抵挡。我们的思想仿佛被画面的力量调动。我们的头脑似乎不得不转向那个巨大的旋涡，那里面有条纹、星饰、波动和其他绚丽之处。神经生理学研究者向我们解释说，这时我们大脑的某些区域会自动生成一种画面上并不存在的运动。这幅画含有侵略性，甚至有些失礼：它毫无顾忌地压迫我们的意识，完全没有温情可言。但不管怎样，如果我们不去看它，这些东西都是不存在的。幸运的是，还有一个身材高大、表情严肃、面孔棱角分明的男子，身体紧绷、笔挺。他对周围的视觉喧嚣全无兴致。他的目光注视着一朵美丽的白花，这花看起来像是象征着纯洁的百合。他目不转睛地盯着花儿。由于他的目光，我们一下子明白了花儿才是重要的东西。由于他，我们懂得了这朵娇弱苍白、没有光泽、没有生气的花才是重要的，它应该受到注视和保护。

大旋涡美丽但嘈杂，有侵略和专横的意味，它正是我们这个强烈而炫目的消费社会的写照。这个社会迷惑我们、奴役我们，从思想上吞噬我们。除非我们把目光转向这朵花，除非我们保留自己的意识……

骚动与机巧

我们可以把很多事情归咎于这个时代，但我们应该承认，这个时代有一大优点：它引人入胜，富有令人惊奇之物，充满变化和交融，而且发展速度惊人，我们从中获得了前几代人从未有过的快感和可能。但这种丰富和快速不也掩盖了某种危险吗？这种浮华、光彩、趣味，难道不是常常由外在于我们生活的原则所组成的吗？它难道不是掩盖着某种内在的贫乏吗？一直以来，那些目睹我们当代世界如何生成和发展的诗人们都在思考这些问题。斯蒂芬·茨威格说："我们生存的新状况剥夺了人所有的沉思，将人自身抛入致命的疯狂之中，犹如一场森林大火将动物从最深的藏身之地驱赶出来。"尼采说："人类的一切制度难道不都是注定要不断分散人的思想，从而阻止他去体验自己的人生吗？"

若我们的意识存在和发展，就应保护它免受外界的侵扰，虽然这个世界的确富有刺激和营养，但也带有毒性和侵略性。

精神污染

化学污染会影响食物、空气和水；精神污染则会影响我们的头脑，侵犯我们的内心，扰乱我们内心的稳定。标语、广告和其他商业手段等精神毒剂会造成各种损害，例如，注意力和意识分散，内在性的丧失。如果我们的注意力不断被吸走，它最终会破碎瓦解，会依赖嘈杂、浮华、简便、预设和计划好的事物。意识分散后，我们的头脑会被那些无益的思想、程序和内容充塞：阅读我们碰到的广告，在"便宜"和"更便宜"的消费品之间挑选，把很多精力花在追寻"美好事物"之上，以循环往复、日复一日的信息来填饱自己。内在性丧失之后，我们会越来越被外在事物的吸引力和娱乐俘获，那是些空洞的心理和行为的装填物。然而，正如话语若要被理解就需要沉默一样，意识和内在性若要显现，就需要有心理空间。我们意识的硬盘被太多无益的事物充塞。

意识是一种内在性，我们越是追随外在的东西，意识就会越少。意识和注意力的分散最终会导致内在性的匮乏，我们的思想也会日渐萎缩。正如提兹雅诺·特尔扎尼所言："今天，我们都太忙碌了，以致我们的头脑从未得到安宁。电视的嘈杂、汽车上的广播、电话铃声、在你面前经过的公交车上的广告牌……这些都令我们无法进行长时间的思考。这是因为我们的思维经常被打断。"我们的思维短促，而且不总是指向内里，而是被这个人造世界的喧闹和浮华禁锢在外面。思维外在于我们，最终会成为不属于我们的思维，而只是来自外部的千篇一律的思想内容，是失去灵魂的世界的回声。作家路易－勒内·德弗雷写道："过度的丰盈与丰富毫无关系。"因为装满了过多而空洞的外部喧嚣，我们的思想已经丧失了生产能力……

因此当人们想尝试内省，即在平静、沉默中持续关照自身时，他们不知道或早已忘记该怎么做。更糟糕的是，作为一个失去了习惯（或从未养成习惯）的人，焦虑感会油然而生，苦恼和忧虑纷至沓来。于是，我们赶快转向自己的外部，转向那令人安心的喧嚣和装填物。于是，我们遭受着全面的内在性缺失，因为我们的社会缺少一切让人自省的东西。

我们的营养匮乏。

从容、平静以及持续匮乏

这种匮乏症是极为险恶的。如果我们的身体缺少维生素 C 或维生素 D，或缺少欧米伽 3，或缺少元素硒，最初是没有什么问题的，我们不会感到痛苦，不会窒息，不会仰面倒下，不会有立竿见影的后果。但逐渐地，由于这些营养物质的缺乏，某些病痛的征兆便开始出现。通常，我们不能很好地理解这些征兆，也不知道它们来自何方。匮乏症总是这样渐渐地、不知不觉地、从来不以剧烈的方式表现出来。

我们这个极为丰富的社会也早就有了很多种匮乏症，个人与社会两者的匮乏症是紧密相关的。我们不妨看看各种起因于"过度"的病症：过度的饮食导致肥胖，过度的占有导致忧郁。

对某种物质的过度需求，必然导致另一种物质的缺乏。过度必然产生缺乏。比如，我们知道工业化食品、精炼食品和消毒食品，不仅因为其"过分"而有害健康——过分方便、过分的糖、过分刺激食欲而导致糖尿病和肥胖——而且会引起其他"不足"：诸种维生素和微量元素的不足。当代的匮乏症同样涉及我们的精神需求，例如，对平静、从容和连续性的需求。我们应该组织起来为之而斗争，这样才不会堕入精神的病痛之中，如压力、情绪焦虑和心理上的涣散。

与从容、缓慢的匮乏做斗争，注意行动要适度。不要立刻从一个行动转向另一个行动。不要同时做好几件事情。每次以平静温和的心态量力而行。修习"无为疗法"，行事简单、平和、专一。要注意辨别和提防无用的工作。通常疯狂的行动计划会让我们的周末和假期不堪重负。要与平静的匮乏做斗争：回避攻击和索求。要意识到所有的"过度"都会有损害，如时时刻刻都在听音乐、画面都在眼前晃动，或者成天对着电脑。让我们超脱于这些东西。采取自由的行动：闭上眼睛，不要注视那分散我们注意力、总是占用我们脑力和休息时间的屏幕。同时要与连续性的匮乏做斗争：找出我们每天连续的意识之间的断裂点，增强对这种断裂的意识。抵制查看电邮、短信或浏览互联网的诱惑……

正念将帮助我们意识到自己思想中隐藏的污染，而且防止这些污染。正念可以恢复我们的自省能力，让我们与自身重建联系。我们不再生活在断裂、分散和外在行动的汪洋中。正念建议我们有时可以不做任何事，待在那里就好了，就在我们的观察位置和自省点上，无欲无求，不带任何目的。我们会赢得时间，会自由地决策，会慢慢地前行。我们有时间坐下来观察、体验。正念的修习有助于我们摆脱侵扰，即使只有很少的时间来修习，也是值得的：闭上眼睛，终止行动，进入正念。此刻我们便在自由中。

冥想练习：在紧迫与重要之间找准平衡

正如现代社会的定居式生活为我们的身体创造了体育运动一样，过度的劳累则唤起了我们内心对冥想的需求。我们已经看到，正念有助于我们满足这些基本需求，如放慢节奏，获得平静和连续性。虽不紧迫，但很重要。

我们的生活中有紧迫的事情，如回复电邮、完成工作、学习课程、维修漏水的龙头……如果我们不完成就会立刻受到惩罚，会陷入麻烦。当然，我们会自己完成这些事。同时也有一系列重要的事情：在大自然中行走，看天上的云彩飘过，同自己的朋友交谈，停下所有工作去喘气、呼吸、感觉自我的存在……如果不做这些重要的事，我们会一无所得，眼下的日子会变得十分空虚，生活会变得暗淡、凄惨、古怪，而且缺少意义。

在日常生活中，紧迫的事情与重要的事情之间始终存在冲突，如何才能避免向紧迫的暴君逐渐让步呢？这暴君在过一段时间之后，会把任何费心的事都变成紧迫的事，即使实际上不是这样，或者不是看上去的那样紧迫。

当然，要思考，要冥想。

即使练习正念冥想，我们还是始终受这种冲突的困扰：我们刚一坐下来，刚闭上眼睛，就会对做过的事情感到心烦意乱："想起发送的电邮。别忘了招呼文特尔。记得把这个想法写下来，以免忘记。但今天你的会议开得不好，你对此心不在焉。随它去吧，你要振作。你会发现另一个时刻很不错。冥想还是可以的，但这跟工作可不是一回事……"

紧迫的事情，其地位总不如我们以为的那样高。事实如此，这是其本质。然而，如果我们不对它说"不"，如果我们不努力去做，我们就会迷失。我们的生活就像空洞的机器人一样了无生气。这是我们期待的吗？

正念教会我们保护那些重要的东西，轻声对自己说："不要这样，不要起身，不要睁开眼睛，不要中断练习。待在那里，闭上眼睛坐着，觉察自己的吐纳，还有周边的呼吸声。这很重要，非常重要，无比重要。没有什么比此刻待着更重要的，就这样。"练习冥想时，学会轻声说"不"，学会体验这种否认的幸福，这会逐渐放松我们其余的人生。试着说"不"，试着对紧迫的事情进行过滤，增强我们对"马上做起来"的虚妄紧迫性的洞察力。

微笑，要懂得每个小战斗的胜利都会让我们变得聪明和幸福。学着在我们的生活中给重要的事物一席之地。想想梭罗，他在瓦尔登森林里生活了一年后说："人一旦获得生活所需，除了继续获取多余之物，还存在另一种生活的可能：在当下的生活中冒险。"

小结

坚持不懈地防止我们的思想受到"现代生活"中焦虑的侵扰。这就意味着：驱逐所有机械行为，如不假思索地打开广播、电视、电脑；用心捍卫我们思想中的连续性的领域，不要被电话和互联网信息打扰或中断；想象自己是一个积极的市民，平静和沉默是必不可少的食粮，长期缺少这种食粮会逐渐引发各种病症。

我不再相信伴随着咆哮和烟火的"伟大事件"。请你相信我，亲爱的地域喧嚣之神，最重大的事件不是发生在我们所处的最嘈杂的时刻，而是最寂静的时刻。

——尼采

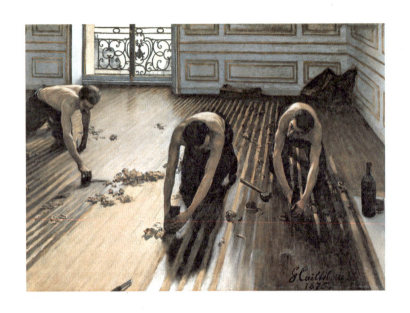

《地板刨工》，古斯塔夫·卡耶博特（Gustave Caillebotte，1848—1894）绘于 1875 年，布面油画，现藏于法国巴黎奥赛博物馆

12 行动与不行动

　　地板会变得很漂亮！漆墙已经完工，很是美观，洁白的壁面上点缀着镀金凸缘，凸缘的直线条优雅地被阳台的阿拉伯旋涡线打断。三个工人在平静地忙碌着，专心致志地工作。请注意这幅画的每个细节：看看左边工人的动作，他细心而精确地操作着木板凿子。此间他的两个同事一边拉着大刨子，一边交谈着。他们正在谈论这块以原木板加工而成的漂亮地板吗？聊他们的工资吗？讨论他们下周日在诺让的马恩河上的划船比赛吗？还是说爱情、选举和眼下的生活呢？

　　卡耶博特在这幅画中描绘的是对待行动的不同姿态，或专注或机械，或孤独或分享……他还提示我们停顿和行动：为地板上的兄弟之情而暂停一下，好在混杂着锯屑和汗味的氛围中品尝一小杯葡萄酒。

冥想需要行动

保持静止，与世隔绝？是的，正念的确是这样，但只有一段时间是这样。这只是两段行为之间的呼吸。结束正念后总会转向行动。冥想自身也赞赏行动，如果它产生正常效应的话。我们在行动之前和之后冥想，甚至在行动之中冥想，看看能否达至正念。

应该始终防范"脱离实际行动"的想法，这种想法就像脱离土壤的水果、蔬菜一样：它们在温室中发芽，在根本不与真实土壤接触的人造营养液中成长。应该始终提防那种不与日常行为发生摩擦之人的理论思维。"应该将行动置于思想的检验之下，将思想置于行动的检验之下。"歌德这样说。但绝不可让行动完全受思想支配：不要带着纯粹的目的性去完成行动（很快就完了吗？要多长时间？）。

最后，我们需要用行动把我们解放出来，要允许定期为了自身的行动而行动。

解放的行动："只为此"

使"解放"在我们的行为中频繁增加，好让它"只为此"而存在：只为吃（而不是边看书或边听音乐），只为走（不打电话、不抢先、不思考），只为听（不考虑回答，也不判断我们听到的东西）。这说起来容易，其实非常难做到。我们经常

116

被引诱同时去做好几件事：一边吃饭一边看书，一边走路一边打电话……在我们的头脑中，也是做着某件事而想着另一件（如洗澡时想着工作日程）。这样一来，就不是正念而完全是无所用心了。

正念提倡简单的行为疗法。当然，简单的行为并不持续，但有规则性。正念建议，每个星期有一次正念下的进餐（静默，不看书，不听广播，不讨论），或者经常在正念下行走：轻轻地、慢慢地、边走边感觉我们的身体在行走，感觉我们行走的环境中周遭的一切都被我们接纳，仿佛走在一片感觉的海洋中，我们能感知所有感觉都触及我们的头脑。只为行走而行走。保持正念务必顺势，不要抗拒，不要急促，做一件事时——洗刷餐具或倾倒垃圾——务必心无旁骛。

在行动中维持当下意识

为什么要有这些努力？为什么最终放弃两种生活而去过一种生活？为什么每次不做两件事而只做一件事？因为越想过两种生活，就越有可能两种都过得不好，因为双重的东西会有更多的不幸：双重会更加悲伤，更加焦虑，从而更加空洞，更加虚妄。

摆脱"目标论的狂热"是很重要的。不要仅仅为做而做，而要尝试为当下而做。对行动的当下意识会强化我们的真实感，以及强化我们存在于世界的感觉。与机械的行动保持距离，就算我们完成了这种行动，几分钟之后就毫无感觉了。维持当下意识也会使我们接近行动存在的理由。体察到正在吃什么，会让我们觉得更有滋味；倾听某人对我们诉说，会让我们懂得真正的聆听——听的时候不要判断，否则就变成假装倾听，实际上是在准备如何回答。

最后，维持当下意识还能让人更好地懂得何时行动会变得无益，比如，体察到我们的所食所饮将有助于我们知道何时继续吃喝是无益的。正念会帮助我们发觉何时对话会变成鸡同鸭讲，何时该沉默，何时该开口……

抗拒冲动

在上一章中我们已经谈到打断冥想练习以便做些"更为紧迫"的事情。在我们工作期间（尤其是在工作复杂、麻烦或紧张时），也有可能受到这种打扰：想查看一下电邮或短消息，想喝一小杯咖啡，想跟同事聊聊天或打个电话，想吃块糖果或糕点……

正念建议我们在屈服于冲动之前关注一下冲动的来源。它建议我们与冲动断绝关系。承认这种冲动："看，我想停下我的工作。"观察它们："它们驱使我中断我手中的工作，因为工作真的太难了。"问一下是否要屈服："屈服于这种冲动是否重要、有意思或必要？"当然，这经常是不重要、没有意思和不必要的。只是一种习惯性的冲动：行动，行动，行动……逃避也是如此，当我们陷入困境，被某种观念刺激和兴奋时，就到别处去看看。当我们厌倦时，当一切都顺利时，都会有这种冲动。这仅仅是因为我们"中毒"了。当冲动的急切感出现时，我们就会通过行动来缓解。

更好地洞察简单的冲动起因，会有助于我们面对复杂的冲动——被批评时去攻击，忧伤时反复咀嚼，不确定时感到焦虑。正念虽然朴素，看起来简单，但它有助于我们应对复杂的生活并得以发展。

学会不屈服于冲动，此乃一种简单的澄清与自我解脱行为。

修习"不行动"

经常在两次行动之间让自己的思想呼吸一下，如何？一通电话之后，不要再去打电话，停下来，闭上眼睛，感受一下呼吸，回想刚才说过的话。在朋友走后，在就寝之前不要急着安排一切，要停下来，闭眼片刻，感受一下呼吸，回想刚才的交流与友情。在与邻人发生冲突之后，不要以另一次行动来掩盖自己的痛楚与心情，要停下来，闭眼片刻，感受一下呼吸，回想一下自己所珍视的关系中被破坏的东西。

我们在正念行动之后，能否学会充分意识到什么都不做的情况呢？中断我们的行为，理由并不是因为筋疲力尽，而是为了修习"不行动"。

在冥想中，静止的修炼会教会我们很多关于这种不行动的理念。如果我们已经坐在这里，静止不动，专注且开放，就会懂得，这种静止不能成为另一次行动。我们会懂得静止不应该是欲求，不是强加给躯体的，而仅仅是被允许的。

我们努力将静止融入我们的躯体中，不要通过控制，而要通过放任和审视做到这一点：审视一下告诉你采取行动、刮鼻子、起身的想法，认真审视它，然后决定是否听从它。

无论如何，不要立刻跟随这种想法。不管出现什么状况，让它稍作停留，保持静止。

静止不是一种强加给我们身体某个部分的行动，而是我们整体的非行动，让我们觉得自己是主人。是的，这样很好：我们意识所感受到的静止，来自放任而非强制。

不行动与自由

放任与不行动，看起来简单，但实际上完全不是这样。我们周围始终有些事情在召唤我们，真的有些人在质问我们！我们可能就这样度过一生。

我们既可以没有体验就轻易死去，也可以在不断创造要做的事情中度过一生。

这就是为什么我们需要不行动。

不行动，就是行动的呼吸吐纳，好比骚动后的沉默，就是在日常生活的好多时刻不要立刻从一个行动转向另一个行动。下决心花点时间不去思考而是去感受，让我们刚刚做过的事情轻轻地渗入体内，体验当下的存在。

最后，正念可以大大地增加我们的自由。

我们越是练习正念，就越能在日常生活中感受到反应（对冲动的盲目反应）与回答（有意识的回答）之间的区别，我们就越青睐于日常生活中所要求的带有正念的回答，而不是缺乏思想的反应。

这就是为什么修炼冥想会深刻地改变我们与世界的关系，为什么这种练习属于某些人所称的"文明人的内在化"。

小结

培养对将要做的事情的意识：在工作、进餐、给所爱的人打电话之前，花点时间以正念来调整呼吸，平静地与我们准备完成的事情建立起联系。不要长篇大论，不要有复杂的动机，只需在脑子里有当下感。当然，接下来，每天都要练习"只为此"：只为吃饭而吃饭（在正念中进餐）、只为行走而行走（毫无思虑和预想的行程）、只为刷牙而刷牙（别想着即将开始的一天或者刚刚经历过的一天）。

当我跳舞时，我便跳舞；当我睡觉时，我便睡觉；甚至当我孤独地在漂亮的果园里漫步时，如果我的思想中有某些奇特的意外，我会在某个时段把它们带入漫步中，带到果园里，带给我孤独中的甜蜜感。

——蒙田

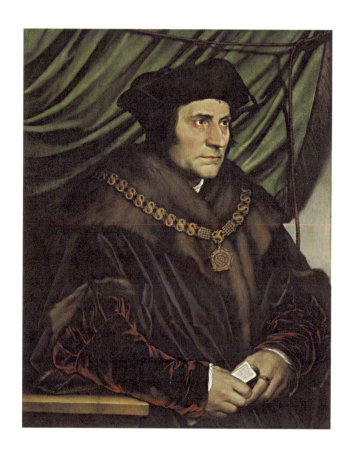

《托马斯·莫尔》，小汉斯·霍尔拜因（Hans Holbein der Jüngere，约 1497—1543）约绘于 1527 年，木板油画，现存于美国纽约弗里克博物馆

13 磨砺心智

　　一种平静而专注的眼神，一张淡定而睿智的脸孔，不卑不亢，他所关注的，仿佛唯有最准确、最贴切地理解事物。这就是托马斯·莫尔！这幅绘制于近五个世纪前的生动画作，今天仍然洋溢着不可思议的活力。这就是永恒的魅力。小汉斯·霍尔拜因是莫尔的朋友，他的作品突出的是莫尔敏锐的思想、内敛的气质及专注力。托马斯·莫尔——一位涉足世界进程的人，一个有权势的贵族：看他华丽的服饰，以及那证明他在为国王服务的金链。他是一位勇敢正直的人文主义者，一位宗教改革家。他也是一位空想社会主义者，著名作品《乌托邦》的作者，著名哲学家伊拉斯谟的朋友。此外，他还是一位深情而亲切的父亲，这在当时可不多见。他在给女儿玛格丽特的信中说："我保证不让你在无知和懒散中长大，我要放弃所有，摆脱掉所有事务，好全心照料我的孩子——他们之中没有哪一个像你这样让我疼爱，我亲爱的女儿。"而他的女儿一直保留着父亲被砍下的头颅，直到临终之日。

　　作为一位伟大的国务活动家，莫尔被英国国王亨利八世判处死刑，因为他反对这位嗜血的暴君——此人非肉不食，换女人就像换衬衣一样。仔细看看莫尔的表情：他的左眼饱含温情，右眼凝神专注。愿我们也像托马斯·莫尔一样，每天都兼备这两种精神。

冥想的智慧

帕斯卡尔曾说，世上有两种极端："排斥理性与只承认理性。"理性和冥想是一对好伙伴，冥想甚至能扩展理性的空间。正念冥想不是一种被动的沉思，不会削弱思想，恰恰相反，它是哺育我们思想的养料。

思想训练，就是在思想观念之间建立和重建起各种关系，并从中提取结论，同时也意味着觉察到存在或可能存在的联系。因此要表现得有思想，就需要从观察现实开始，而不是马上就把思想强加给现实。思想首先是与世界相连的，随后才是重建各要素之间的联系并抽象出规律和法则。

我们与世界之间的这种联系就是正念的核心。而正念的运用既可以表现为"实验室"，也可以表现为"健身房"。在前者之中，我们可以看到自己的思想是如何运作的，可以说是某种"关于自我的科学"；在后者之中，我们在为获得某些能力而努力训练，如反思、觉察、避免注意力分散、创造力、头脑的灵活性等。

例如，正念有利于实现心理学中所谓的"调节"。"同化"

和"调节"是瑞士心理学家让·皮亚杰提出的概念，它们描述的是当世界与我们对世界的看法之间出现矛盾时我们所采取的思维方式。

如果现实中的某个要素与我们的某个信念有抵触，我们可以同化（就是使其变形以纳入我们的信念框架之中），也可以调节（修改我们的信念以符合现实）。

举个例子。我认为我认识的某个人是自私的（信念），某一天，我发现他对我的行为方式是利他主义的（现实）。我可以同化——不改变我对他的看法，并这样解释他的行为：他这样做是出于算计。但我也可以调节——告诉自己他也能做到慷慨，我对他的看法即使不能彻底改变，至少可以有所修正，或者暂时搁置我的判断（期待继续观察，以便认识真相，而不是凭空猜测）。

同化比调节更容易、更简便，因为这不需要心理上的努力，也不必质疑自己，只需要进一步润滑我们的心理自动机制。但这样做显然失去了摆脱自我信念、进一步发展我们的看法和判断的机会。调节能力的发展是正念带给我们的恩惠之一，这是接受而非判断的思想态度所带来的结果。尤其重要的是，通过训练可以形成日常习惯：原则立场与其日常应用是有区别的。

弗洛伊德曾写道："帮助对立的一方战胜另一方不是解决冲突的办法。"正念让我们懂得，不要自认为我们认识和看待世界的某一种方式取得了胜利，而要接纳其中全部的丰富性和复杂性。

心平气和方能更好地读懂这个世界

正念带给我们的另一个恩惠是平和，它对智慧而言也非常有益。狂热的神经质者的思想，有陷入惊人的盲目之虞。诚然，情感会赋予这类人力量和动力，但明显会影响他们意志的清晰。思想的骚动和无序会削弱我们的自由判断力，使这种能力成为我们激情的奴隶，换言之，眼前环境的奴隶。

在这个问题上，有必要指出，冥想中存在两条路径，它们都可以达至正念，即"平和"的止（shamatha）和"洞见"的观（vipassana）。要想进入第二条路径修习，就必须先修习第一条路径。激动和分散的精神不能确立对世界的明晰见解。当然这种情境下还是有一种对世界表象的认识，但这种认识并不立足于这个世界。因此严格来说，这种表象上的认识是有局限性的。但它究竟有何意义？

正念能帮助我们不要停留在"现实的浮光"层面上。深入的洞察能让我们探索事物的本质，而不至于受表象的迷惑。哲学家西蒙娜·薇伊写道："智慧没有任何东西要去发现，它要做的只是扫清迷障。"因此通常我们需要做的是，扫清我们头脑中一切妨碍对世界产生公正准确认识的东西。做到这一点之后，洞见就会自然地浮现出来，简直一目了然。对佛教思想家而言，对洞见的追求不是理论和哲学问题。我们观察和理解现实的方式对我们的幸福形成无比的压力，这种方式如果不恰当的话，就会成为我们自身苦难和世界苦难的重要原因。在对洞见的追求中，可以生发出好几种基本概念，其中最重要的有相互依存、空和非永恒。

相互依存、空和非永恒

事物的相互依存提醒我们，世上没有绝对恒定和孤立的存在。"我"并不是作为一个自为的、独立于环境的主体而存在的：我的生命及其延续得益于无数的其他人，也得益于很多自然现象。我所谓自己的、源自个人意志的行为和判断——"我"的行为和"我"的判断——是由很多其他因素决定的。这种关联同时也是一种相互依存的关系："我"是终点，但也是各种推动力和创举的起点，而这种推动力和创举反过来又对"我"产生影响。只要我还没有理解，特别是还没有发自内心地承认和融会所有这些相互依存的关系，我就不会愉快地接受它们，就会因而变得盲目，并经常陷入自我、骄傲和痛苦的陷阱。反过来，接受它们并不会将我推向宿命论，而是使我对自己的企图和信念抱有某种谦卑。

因此要表现得有思想，就需要从观察现实开始，而不是马上就把思想强加给现实。

"空"是佛教的一个伟大洞见，但它可能也导致了很多误解。"万物皆空"并不意味着一切都真的不存在，而是说我们的目之所见并非具体可靠的存在。这有点像天上的彩虹：它的存在取决于我们的观察位置、太阳的位置以及飘过天空的云彩的"好意"……我眼中的彩虹，对于所处位置与我不同的他人而言可能并不存在。对于某个说我坏话之人的那种强烈的怨恨之情，同样是这种情况。这种情感非常真实，我能感觉它渗入我的肌体和头脑之中。但是，如果我知道，那些传到我耳朵里的话并不存在，那人说了我很多好话时，这种怨恨和可怕的顽固本能会如何变化呢？可能会暂时消失。某个现象或某个事物的虚空，并非意味着它不存在，而是说它具有流动的、不稳定的、主观的复杂性质。空，就是对万物复杂性的意识。而空的结果，就是不致执迷于"现实的浮光"的明智。空的观念一开始并不让人安心，简直令人压抑——人在冥想时特别会有这样的体验——但它逐渐变得明晰，几乎令人愉悦，就像相互依存的观念一样。

另外，还有非永恒的观念，我们后面还会谈到这一点。这个观念告诉我们，任何事物都不是注定传诸久远的，万事万物都有合成与瓦解、组织与溃散的过程，都有短暂性和过渡性。同样地，这让我们更好地理解痛苦，获得启迪和解放。

正如保罗·瓦莱里所言："思想从愚蠢跳到另一种愚蠢，就像鸟儿从一根树枝飞往另一根树枝，它干不了别的。关键一点是它不能坚持任何东西。"我们的思想需要暂时的确定性，正如鸟儿需要树枝。但这些确定性需要经过相互依存、空和非永恒的筛选，这样才能使我们减少痛苦，也减少给别人造成的痛苦。

直面现实

　　一行禅师曾说："冥想不是逃避，而是平静地面对现实。"这种与现实的平静交汇不是通过命令实现的，只是通过一次次的练习实现的。而在每一次练习中，人通过呼吸达到自我平静，耐心地检视即刻的体验，这样做时要带着和缓的心态。不过这种练习也是痛苦、复杂和混乱的，需要持续吐纳并专注内心。不可指望达到明确的理解和掌控，需要持续的检验和观察。这样就可以学会更好地观察外界，看到世界也是痛苦、复杂和混乱的。由此我们也学会了更好地思考，思考得更准确，也更清晰。

小结

要摆脱思想的枷锁，因为思想也可能会僵化，会原地打转，成为不可见的力量，使我们变得懒惰、头脑僵硬，以及变成"廉价思想"的牺牲品。如何保持思想的敏锐？当然，应保持思想的平静并向世界开放，但也要不懈地质疑思想的运行。每次我们说"这只是我的想法""我觉得自己有道理""这只是我的看法"之类的话时，可不是表面的客套，而是带有真诚的谦卑和谨慎，因为我们是在思考，而不是陷入盲目。

要找到安宁，并不是通过重新安排你的生活境况，而是要在最深的层面理解你自己。

　　　　　　　　　　　　　　——埃克哈特·托利

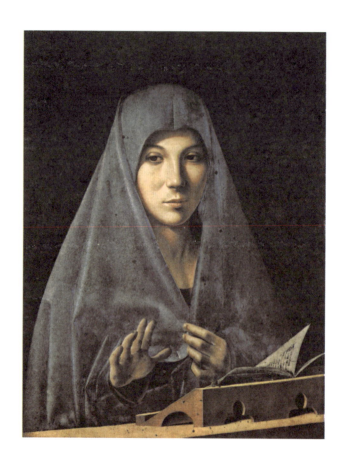

《报喜圣母》，安托内罗·达·梅西那 (Antonello da Messina，约 1430—1479) 绘于 1474—1475 年，木板油画，现藏于意大利巴勒莫西西里地区美术馆

14 理解并接受现实

我们不是为她而存在。她没有看我们，但她的手势让我们凝神伫立：就这样，不要动，不要打扰她。

西方绘画中，有数以千计的天使报喜图，但这一幅与众不同：我们看不到向马利亚报喜的天使。除了马利亚内心的体验，我们看不到任何其他的东西。这是专注于内心思考的、人性化的马利亚，而非神秘启示中的圣母马利亚。

这幅画准确地描绘了一个瞬间：此刻的马利亚在理解和接受。理解和接受一切，就在这一刻。这是出神的片刻，她抬起翻书的手去拉紧自己的面纱，仿佛不愿面对刚刚向她敞开的命运。她的脸庞就像那本书一样，既不是打开的也不是合上的。她的目光转向自己的内心——她在思考，在检视，在吐纳。

我们也能注意到，她的右手有个奇怪的动作，柔和地向上抬起，仿佛在说："好了，对的，对的，命运赠予我的一切，我都懂得、都接受了。"这只手是张开的，以一种接纳的姿态，表达一种平静或向往平静的意愿。它表明，在这出神的片刻，她先要接受然后再行动。

她会说"不"吗？谁会对报喜天使说"不"呢？但她的顺从不需要太多的恩典和智力。马利亚超越了自己的惊讶、恐惧和轻信，接受了神的意愿。这幅画所描绘的正是这一时刻，一切尽在画面中。没有天使，没有音乐，没有排场，只有内心的激荡。

接 受

接受是正念的核心。接受并不是说"什么都好"（这是一种赞同），而是说"都存在着，已经存在了"。

为了接受一种思想、一种状况、一个人或一种经历，我们不必热爱它们。不必热爱，只需承认这种思想、这种状况、这个人或这种经历的存在。既然它们存在，既然它们已经进入我的生活，我就应该与它们相处，与它们一起前行。

接受是一种比任由摆布更高的层次。因为接受不仅是一种行为方式，还是一种牵涉生存的决心、一种生活哲学、一种面对世界和经历深思熟虑的持久态度。而在任由摆布的状态中，有一种自暴自弃的意味，即人不再去奋争。在接受的状态下，有一种置身于行动之中的意愿，但这种置身有其独特之处：它是平静的、心明眼亮的。每当一件事情发生时，人们会说："好吧。这样了，已经这样了。好的。"这是对呈现于我们眼前的真相的真诚而完整地接受。

不过，这种以"好吧"为开始的接受，并不意味着逆来顺受，或放弃行动与思考。我们的思想行动通常有两个阶段，接受只是第一个阶段，就像心灵的呼吸：接受现状然后对现状采取行动，接受"已经发生的事情"，然后对"已经发生的事情"采取行动。就这样一直坚持，直到最后……终于，我们每一次都能恰如其分地把握一种心理态度，于是形成了第二种本能：没有什么要接受的东西，它们已经存在了。这时不必为接受而"努力"了，它已成为一种隐秘无声的能力。因此我们变得更加强大了。

作为一种迂回的接受

接受教会我们如何以最佳路径达到我们想要的目标。但这条路径并不必然是直线的。就像爬山一样，笔直向上爬到顶峰很可能是个糟糕的主意，人们更愿意沿着山坡蛇形的小道迂回而上。当然这并不是说不往上走。我们接受坡度，接受迂回，但我们走向山顶。同样，很多心理修炼也只有通过类似的接受才能正确地展开。

以面对失败的思维（我没有做到）为例。通过自我意志（不，我应该做到）或理性分析（我没有理由做不到），立刻与这种失败思维做斗争，但这并不总是有效的办法。这会使我们永远也学不会容忍失败（最好学会容忍，而不是压抑）。这样一来，我们根本无法获得平静，最终也不能接受失败始终是一种可能的事实。相反，以迂回的方式去接受失败，通常会有豁然开朗的效果。这种方法具有奇妙的平静功效：我知道、我承认，我不肯定这能行，但我还是希望能行，我会尽力而为，然后静观其变……

正念能让我们学会迂回地接受。接受失败，观察它对我们产生的影响，不要与之战斗或拒绝承认它，以免加剧失败情绪，而是要让它在我们的内心沉淀下来。同时，我们继续呼吸吐纳，使注意力尽量放开，保持正念状态，然后再投身行动。这通常是确认失败思维是否合宜的唯一方式。

作为一种智慧的接受

社会心理学家乔纳森·海特曾说："智慧往往在最令你意想不到的地方，即在你们对手的思想中。"公正且在理，不是吗？但要做到这一点，需要倾听你的对手，承认他们的权利（我们却总是期望只有赞许我们的人），这时他们的意见会变为一种财富、一种让自己变得更有智慧的时机。

接受也可让我们领会现实中不幸的一面，同时又不使其成为我们生活中的悲剧。我们不去否认现实中痛苦和不公正的地方，而且会给它们一个位置。但我们不会把所有位置都给它们，还要把位置给予善和美。

"接受"一词会引起歧义，很多人认为它意味着"逆来顺受"，因此有人想给它寻找替代词。例如，哲学家亚历山大·若利安建议采用"承担"（assomption）一词。这个词除了宗教意

138

味（assomption 意为"圣母升天节"），从词源上说指的是"拿起的行为"，即担当和最终的接受。另一些人谈到的是"扩展"（expansion）：实际上，这里的意思是不断扩大内心的空间，甚至对那些让我们不安和不悦的东西也一样。绝不可逆来顺受，也绝不可以拒斥的方式消极地纠缠不休。拒斥和对抗就像恐惧一样，会造成依赖和脆弱。所以，要不断扩大我们内心的空间，从而冲淡我们的痛苦和厌恶之情。我们越是觉得对自己的遭遇有排斥和反感，就越需要更宽广的意识以摒弃排斥之心，即接受一切。

最后，接受意味着一种矛盾的选择，一种没有选择的选择！不要排斥任何东西，不要消灭任何东西，即使是"不想要的""不好的""不美的""不善的"……相反，应该下定决心，接受一切，容纳发生和存在的一切。通过接受，我们能敞开无限的内心空间，因为我们已经放弃筛选一切、控制一切，不会去评判和衡量一切。从这个意义上说，接受就是自我丰富，让世界进入我们的内心。不要将我们的臆想强加给世界，不要只接纳合我们心意、与我们相似的事物。圣女小德兰那句奇特的话——"我选择一切"，表达的正是这个意思。

小结

　　接受现状会让人更平静、更明智，我们也因此更有能力去改变那些必须改变的东西。这就是意愿的宣告。接下来显然就是实际行动，没有行动，一切都是空洞的言辞。我们日常生活中所有的小烦恼都是我们修炼接受的绝好机会。你曾烦心沮丧过吗？首先，请调整呼吸，认识到一切都已发生——事情就是如此，它已经影响了你。随后，承认发生的一切。无法忘记吗？那就接受吧。最后，看看需要想的和需要做的。只是去理解而已，但人们已经反复诉说了两千多年。当然，仅有理解是不够的，还要每天修炼。与那些宏大言论和空泛的箴言比起来，这种修炼没有什么光彩，也不够有趣，但它更有效。

接受吧！因为除此之外别无其他……

——斯瓦米·帕济南帕德

宁静不是免于风雨，而是在风雨中获得安宁。

——S. A. 杰弗森 - 莱特

PART Ⅲ

穿越风暴：
此时此刻的避难所

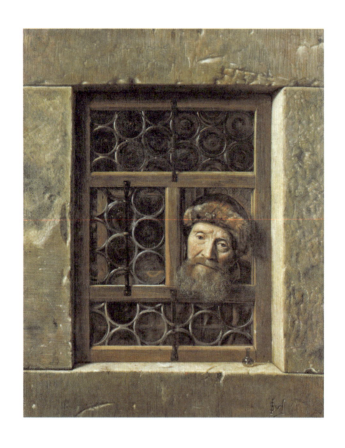

《窗边的男子》，荷兰画家萨穆尔·范·霍赫斯特拉滕 (Samuel van Hoogstraeten, 1627—1678) 绘于 1653 年，布面油画，现藏于奥地利维也纳艺术史博物馆

15 摆脱心灵的牢笼

可怜的人！他的神色何等悲伤、焦虑、疲惫、衰竭。这夹在窗户中的头颅，表情就是如此奇特。向外看，见识一下世上发生的事情，只需改变自己的看法，就能走出悲伤的思维。眼前的这位就是受阻滞、受折磨的被动之人。他的眼睛不是在凝视，因而也看不到任何东西。他的眼光不是朝外看，而是朝里看。他的眼光束缚了他，使他局限于自己的痛苦和悲伤中。

我们有时也像这样受困于自己的思想。禁锢此人的是坚硬的窗框，是牢固的木头、玻璃和金属。束缚我们的则是因反复思量而被强化的各种忧虑。这幅富有立体感的装饰画似乎在告诉我们：瞧，你的思想与反复思量就是这样欺骗你的意识。如果你过于纠结自己的思想，就会深陷其中；如果你不断"反刍"，忧虑就会变得和现实一样牢固；如果你不当心自己纷乱的思绪，就会被禁锢其中。

如何摆脱这种自我造作的痛苦？如何摆脱我们时常会陷入的思想陷阱？也许解决方案就在窗户边上的小药瓶里？那里面有什么神奇的药剂吗？如果是这样，如何能拿到呢？

痛苦，无论大小，都会囚禁我们的内心，或者奴役我们的心灵。苦痛或一种执念，把我们对世界的看法缩小到一个单一的层面——不再忍受苦痛。当你牙疼时，除了牙齿的疼痛，其他什么都感觉不到。当你失恋时，也只能感受到爱的悲伤。同样，如果你丢失了钥匙，或者错过了火车，换句话说，如果你经历了失败和挫折，思想就可能被禁锢起来，小的不幸与痛苦被无限地咀嚼、体味。那么，当不能通过简单的行动来消除苦痛时，我们该怎么办？

意识被痛苦笼罩

痛苦特指意识层面可以直观感受到的那种痛。无论是精神的还是肉体的，如果痛感太过强烈，就需要进行药物治疗来减轻它。心理修炼是随后的事，但应该有修炼，而且应该完成，否则痛苦会一再发作。

痛苦有变成我们意识核心的倾向，会成为一个让一切都围绕它旋转的"黑太阳"。我们的意识空间会因围绕着它而变得局促，最终只剩下痛苦，没有别的。痛苦占据了一切，阻碍其他的情感和思想长久地生根。我们全部的精神能量都被痛苦吸收和消耗，没有其他的了。这，就是痛苦。

肉体的痛

很多肉体的痛不能仅仅用精神力量来对抗。在这个问题上，特别不能有丝毫的傲慢态度：使用止痛剂通常就能挽救我们的尊严，否则我们就会成为受痛苦折磨的牲畜。然后呢？什么东西能使我们不那么害怕痛苦，不那么受困于痛苦？正念能帮助我们吗？也许吧。也许我们能借助它更好地面对痛苦。在痛苦到来之前，事先的修炼可以减轻痛苦。

人们很早就注意到，禅宗入定（接近正念）的修习者抵御痛苦的能力得到了提高。最近人们发现，这种能力与他们大脑的变化有关系，而这种"神经可塑性"与长时间的修炼有关。一种可行的解释是，这种需要长时间地保持静止姿势的入定冥想，以及随之而来的痉挛和其他不适感，是一种应对较小痛苦的常见、平和的方式。

还记得我第一次冥想时的情形。那是一个早晨，我刚经历过一件有点麻烦的事，当然不是特别糟，只是一些常见的小麻烦，但我觉得疲惫而紧张。当时我坐在凳子上，十秒钟后，左脚痉挛，来得很突然。我的第一反应是：移动一下以减轻疼痛，睁开眼睛，换个姿势。我甚至停止修习，毕竟我还有很多其他事要做，再说今天也不是用来受罪的……幸运的是，我的病人帮助了我：头天晚上我们在医院集体冥想时谈到过这些事。于是我试着考虑"移动、再移动、停下来去工作"的想法，觉得这无非是个想法，而不是必需。我努力接受这一切，退避着，忍受着，仿佛这只是我头脑中产生的一种现象。我决心拒绝诱惑，决不移动，抗拒我的本能（"你受讨厌的诡计影响了？远离它吧！"）。于是，我决定移动之前花一点时间检视一下痉挛的疼痛感。到底在什么位置？它是稳定的还是变化的？它要驱使我去做什么？然而一分钟后，疼痛明显消失了。

疼痛消失了，但它的确曾在我身体的某处存在过。对此我真的有点意外，甚至感到震惊。知道和体验在本质上的差别总是令人难以置信，可以说两者相距霄壤……不过，好吧，这样做并不总是有效，有时候你真的需要调整姿势，甚至停止练习——如果疼痛太强烈的话。冥想并不是自虐。但是，如果能够不通过反应性动作而通过意识来接受疼痛，那就可以克服它，这会让人非常欣慰！这是理论、意识、话语和实际的碰撞。即使对专业人士而言，也会对反复体验这种效果乐此不疲！一般来说，人们会感到内心是有序的，体会到安全感和经验一致性：这样行，我知道，而且我体验过。

如果说冥想有助于面对痛苦，那也是因为精神的平静本身就是一种止痛剂。我们的大脑花费一定的时间去过滤一些痛苦的细微信息，以便保障我们的意识顺利运转。这就是所谓"下行回馈"。如果我们感觉沮丧、紧张，大脑的这一功能就发挥不好，我们便周身不适；如果我们心平气和，即使同样的疼痛，我们的切身感受也会轻微些。但是，不能指望这种心平气和在你需要它时自己出现，而是需要在痛苦到来之前就开始练习。你不会等到飞机的发动机真的出现故障的那一刻，才开始制作降落伞。

我们精神的痛苦也是如此吗？

精神痛苦

如果我们执迷于自己的痛苦思想，反复咀嚼它，那这种痛苦就挥之不去。这样我们就赋予了痛苦实在的意义。我们回味这些不幸，就把它变成了妖魔鬼怪。

所谓回味，就是让头脑中的那些糟糕的事凝固下来。司空见惯的反应，会给我们造成折磨，但我们并不知道。因此在我们沮丧、焦虑的时候，除了我们实际的遭遇，还有我们固执的想法和信念，我们把这些东西僵化到确定无疑的地步。随后，我们像眷恋母亲一样眷恋这些小鬼怪，其实这些小鬼怪正是我们自己孕育出来的！

如果一种负面思想能来去自如，就不会对我们造成伤害。如果它侵入我们的意识，扎下根来，阻止所有其他思想的扎根乃至存在，就会成为痛苦。接下来，如果我们头脑中这种反复的回味时间太长，就会生成条条通往苦恼的路径，以后每当碰到烦恼时，这些苦恼之路很快就会打开。由此便形成"通向不幸的推力"，它极难控制，令人垂头丧气、精疲力竭。

面对日常生活中的困境

如何才能阻止我们的心灵陷入这种苦恼，让我们不被苦恼逼到极端呢？唯一的解决方法是，给苦恼更大的空间。这看起来有点矛盾，但只有这样，才能摆脱苦恼带来的压迫感。

对于我们日常生活中的忧伤烦恼，正念也有效果。正念能防止我们的忧虑——通常是焦虑不安——转变成常态，防止我们的情绪——冲动——长期化并蜕变为痛苦。它有助于我们走出苦恼的狭隘内心状态。

如果受痛苦的控制，我们就会自我禁锢，而且有时还不自知。在摆脱这种禁锢之前，应该首先看清障碍物。第一步是接受苦恼这一现实，接受它在我们身体中的存在。随后考察一下相关的想法，还有这些想法造成的冲动。我们不喜欢这种苦恼的存在，因为它给我们带来伤害和恐惧。这时，正念会柔声地告诉我们："跟它一起吧。不要害怕它出现在你的意识中。对与错都不是问题，问题是，你应该容纳这类苦恼，这些想法、情感、心绪，而不会被打倒，不会有恐惧和伤害……"中国有句谚语说得好："你不能阻止悲伤的鸟儿在你头顶飞翔，但别让它们在你的头发里筑巢。"

要想不成为咀嚼痛苦的牺牲品，首先应该承认痛苦的存在，接下来不要让它占据你的整个头脑。接纳其他"客人"进入我们的心灵（它已经被痛苦的回味占据了）：对呼吸、声音、质感的意识，还有对一切发生过的、消失了的、再现的其他想法的意识。若要恢复我们心灵的自由运转并赋予其流动性，需要有空间，更多的空间。不要抵制对痛苦的回味，不要排斥它，要允许它存在，但不能让它成为唯一的存在。要让它在一个更广阔的容器中稀释，以便能相对减轻它的分量。

接着是吐纳。在正念导师的行话中，有"同吐纳"和"内吐纳"的说法。虽然术语不是很雅致，但很鲜明。同吐纳：一边注意自己的痛苦，一边轻轻地（并要有耐心，因为痛苦总会回来）将气息输入我们的意识中。内吐纳：吐纳穿越痛苦时，观察气息对我们痛苦的影响。如果经常在面对小烦恼和小挫折时进行这样的修炼，也许有一天当大的痛苦和挫折到来时，我们就不会那么束手无策。

我们的痛苦是暂时的

我们首先需要意识到痛苦是暂时的，并有这方面的实践。它会提醒我们，万事都不会持久，一切都会过去。过分执迷于现实是一种错误，会放大痛苦，而且会过度暗示我们，让我们的所思所想超出处理痛苦真正需要的范围。我们的希望是疯狂的，希望我们所眷恋的东西——热爱的亲人和所拥有的东西——会永远伴随我们左右。同样，在遭受痛苦时，我们的绝望也是疯狂的，相信束缚我们的痛苦会一直存在。

但一切都不会永远存在下去，无论是我们的快乐还是痛苦。不必眷恋，也不必受其所困。我们能理解和包容这一切。我们应该尝试正念，注意我们眷恋的对象。但须以另一种关系保持联系，不是排斥，而是变动的关系。瞬时性的东西未必是荒诞的，但试图脱离万物的想法却是荒唐的。正确的做法是注意如何经历一切、接纳一切而不必过分眷恋，然后继续生活、品味生活。

小结

　　精神痛苦的一大根源是缺乏意识。我们没有意识到，我们常常扭曲现实并全力投身于这一扭曲的现实。心理治疗专家们有"扭曲"和"反刍"的说法。他们知道，我们一方面应该迅速意识到我们受困于心灵，另一方面又应该摆脱这些困扰。有的时候，我们虽然知道有麻烦了，但不能摆脱这些困扰和苦恼。正念的启示很简单：如果太难，我就放弃以意志排除痛苦感，而去放大意识的场域，向我此刻的所有其他经验开放。不要把整个心理空间都交给困扰和苦恼，而要使其在尽可能广阔的容器中稀释，让意识无限扩大。

我的痛苦究竟在哪里？我不再有痛。这只不过是
太阳边的一阵私语。

　　　　　　　　　　　　　　　　　——保尔·福尔

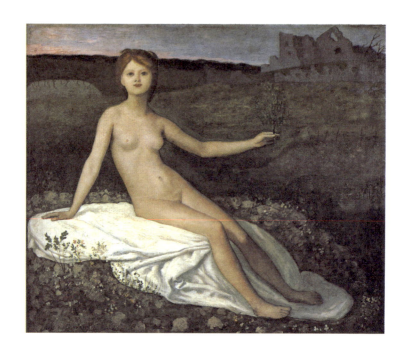

　　《希望》，皮埃尔·皮维·德·夏凡纳 (Pierre Puvis de Chavannes，1824—1898) 绘于 1871—1872 年，布面油画，现藏于法国巴黎奥赛博物馆

16 放松控制

令我们印象深刻的不是她的裸体，不是细心铺在石头小山上的那块纯白色的布，不是山岗上破土而出的小植物，也不是她双足那微妙、笨拙而动人的姿态，都不是。而是她的目光，是她那沉着得像凯旋者一样的脸庞。她的表情平静而坚定。她的目光提示我们，应该注意她的左手，注意她手持的一根橄榄枝，这根树枝像个战利品，也像个证明。橄榄象征着和平与希望。

在她身后，有一座类似锯齿状山峦的东西。仔细一看，这不是岩石山，而是一堆废弃的建筑。田野上的那些篱笆，是插有简易十字架的坟墓。

1870 年，普法战争爆发。一年后，夏凡纳绘制了这幅作品，当时他的国家遭受了屈辱性的溃败，战场上的失败加速了第二帝国的崩溃。他称这幅画为《希望》，并因此招致了很多批评。但这些批评所指为何？是说她不应该手执橄榄枝，而应该挥舞长枪重上战场，或者是手拿铁锹重建家园？

然而，这位少女一直对各种复仇观念无动于衷，此刻也没有任何行动的想法。她随遇而安，除了自己瘦削裸露的身体，她没有别的力量，但她有自己的意识。她遭受了痛苦，传递着有关过去灾难的意识和有关即将到来的新时代的意识。

她的右手轻放在白布上，我们注意到，在这只手的下面，一株破土的橡树正指向天空。

不要自我挣扎

我的一位病人讲述了她在参加我们的冥想小组后发生的一件事：

"我去看牙医，我试着在治疗过程中保持清醒。我意识得到自己有多僵硬，全身的肌肉都绷紧了。我竭尽所能抓住扶手，艰难地呼吸。过去 20 年里，每次看牙医都要经历这个过程：等待疼痛，害怕疼痛，忍受疼痛，回想疼痛……所以，这一次我努力尝试其他的做法。不是自我放松或想一些愉快的事，因为我早就试过了，在我身上这行不通。接受自己的恐惧就行了，但也要接受其他。当我疼痛时，我对自己说：好吧，是很疼，待在现实中，只是在疼痛中，而不要全身心地恐惧，松开扶手，试着呼吸，把你和自己的整个身体联系起来，而不只是牙齿。嗯，好多了。我还是很疼，但只是偶尔，不是一直疼。"

"医生，你不觉得我们大脑的工作方式很奇怪吗？"

"是的，我也是这么觉得……"

当遇到困难时，我们会尝试解决它，也会尝试远离它、改变它或逃避它。但对于有些困难而言，这些办法都不奏效：如问题出自我们本身（我们的思想或情感），或者暂时的确无法战胜（某些大难题），或者并不真正存在（我们对未来的忧虑）。因此有时我们只需要停止行动或搏斗，放弃我们面对各种苦恼时的习惯，承认这些习惯只能使局面更麻烦、更混乱、更令人苦恼。

当你行进在水底满布沙土的河床中，小沙团会在水中升起。你想让你脚周围的水再变得清澈吗？你肯定知道，用手或脚去抹平这些小沙团是徒劳的，这样只能掀起更多的沙团。你越是想这样做，沙团就越多，水也就越浑浊。除了停下来让沙团留在那里，等待它下沉，没有别的办法。慢慢地你就会发现脚周围的水又变得清澈起来……这就好比生活中的苦恼体验。正念会告诉我们，要想看到清澈的水，最好暂时放弃控制沙子的意愿，任由其沉入水底。

哲学家西蒙娜·薇伊曾写道："要尝试通过关注而不是通过意志来挽救过错……内心的祈求是唯一合理的做法，因为这不会导致肌肉的僵硬，而肌肉僵硬对问题的解决没有任何好处。为德行、诗意或解决问题而绷紧肌肉、收紧颌骨，还有比这更傻的吗？"

因此如果解决的方案不是行动而是关注，那么我们陷在河中央时，就应该转而求助于这种办法。不再向前走，也不能后退，那该怎么做呢？

停下来吐纳

面对烦恼和痛苦时，首先以吐纳来应对。

一般来说，如果人陷入焦虑的话，倾向于反复回味和自我折磨。这在我们看来更有尊严，更为实际和有效。过一段时间之后，我们会觉得这样焦虑很是荒诞，但太晚了。于是人们这时更愿意遗忘，接着想别的事，等待着随后的烦恼，然后一切都像以前那样重新开始。

不过，当痛苦出现时，正念建议我们练习吐纳。这样做的时候，不是为了消除痛苦，不是为了解决它，甚至不是为了感受它，而仅仅是让它在那里呼吸。就让它像一个老朋友那样，虽然不能给我们什么建议，但跟我们在一起，就在我们身边。允许困难真切的存在，也许比解决困难本身还重要……

正念中的吐纳会逐步产生软化效应。反复回味会使我们负面的思想和情绪凝固下来，而正念会使其软化。就像蜡烛的火焰能软化蜡一样，正念的光和热能驱散我们不愉快的经历。即使我们觉得脆弱无力，即使我们知道这并不能解决难题。但为什么一开始就要去解决难题呢？如果我们一开始就去改变我们对问题的反应，会如何呢？

眼前的避难所

当我们停下来吐纳，即便被苦恼笼罩，也能感觉处于避难所之中。仿佛一艘在风暴之中栖身于港湾的小船一样：一切都在继续，而我们安然无恙。

当然，这个避难所是暂时的、不完善的，但毕竟能避难。

吐纳时，我们会意识到自己仍然活着，这是最重要的。至于别的，暂且找个避难所栖身。这确实不算解决了难题，也不算找到了办法——是的，难题仍然存在，办法不会从呼吸中蹦出来，不过，办法还是有的……

难题仍然存在，但我们已经找到一个安全的去处，在这里可以观察问题，同时又不必因为担心溺亡而与它搏斗。

在逆境中吐纳，就是在我们的思想中安放一个避难所。这不是逃避现实，也不是采取行动，而是为了看得更清楚，赢得平静的空间，给我们一个思考的时机。不管我怎么做、怎么想，难题都在那里，它已经在那里了，但我也还在，还活着。我能做得更好，我会继续生活下去。

去呼吸吐纳……很快就会有所转变的，我只要接受这一点：不知道何时改变以及为何发生。

小结

所谓放松控制不是以转移注意力（快，改变你的看法）或自我安慰（放松，一切会好的）来逃避现实，我们已经知道怎么做，而且这种做法有时是奏效的，但不是总能奏效。不，放松控制还有另一种含义，在这个含义上它同样很有效：使自己置于听之任之这种特别的心理状态。放弃控制与寻找解决办法的念头，静静地待着吧。信任即将发生的事，继续保持关注，不要有天真的想法，但应该有点好奇心。就像一个游泳者停止了手脚的划动，让水流托载着自己前行。这不关乎消极，而是关乎存在。

看清此刻者，

亦能看清遥远的过去和无限的未来。

——马可·奥勒留

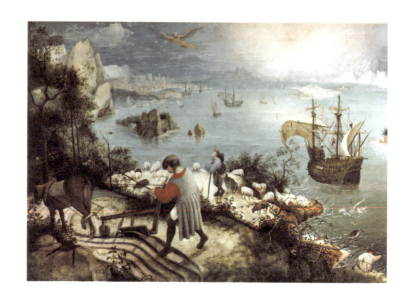

　　《伊卡洛斯的坠落》，老彼得·勃鲁盖尔（Pieter Bruegel de Oude，约 1525—1569 年）约绘于 1590—1595 年，木板油画，现藏于比利时范·布伦美术博物馆（编者注：此画为仿作。此外还有另一个较为知名的版本，画中没有天上的代达罗斯，该画现藏于比利时皇家美术博物馆。）

17 留于世间

画面上没有任何特别之处。农民在劳作，张着嘴巴的牧人在照看着羊群，渔夫在等着鱼儿上钩，船艇在划行。远处可以看到海湾、岛屿和港口，它们各得其所。除了……那个牧人在看什么呢？天上有个带翼男子。他是代达罗斯，独自飘在空中。他的头转向画的右边，好像在找什么东西，或什么人。

代达罗斯仍然在飞翔。他很谨慎，不过分地接近太阳。他刚刚发现，他的儿子伊卡洛斯不在自己身边，他在天上找儿子。这是灾难发生前片刻的反常状态。我们跟他一起找吧。空中什么都没有，除了灼热的太阳散发出的耀眼光芒。有可能在下面吗？是的，在那儿——看看，可怜的伊卡洛斯的腿还浮在水面上。伊卡洛斯快被淹死了，而且从天上坠下时已经伤筋断骨。对他来说，一切都结束了。但对其他所有人来说，生活还在继续。生活仍然按自己的轨迹走，这就是老勃鲁盖尔想要告诉我们的：一切如旧。没有人注意到伊卡洛斯的死，无论是农民、牧人还是渔夫，虽然他们都近在咫尺。就算大家注意到伊卡洛斯死了，又会有什么不同呢？死亡，司空见惯的死亡，每天都有，到处都存在。而地球仍是一如既往地旋转。

这是件坏事吗？不是。这仅仅是一个事件，海浪会吞没这个小小的泡沫。地球还在旋转，甚至这个现象也是个偶然。当我们遭遇不幸时，世界也随我们一起坍塌——这对我们有用吗？

即使一些小小的烦恼，也会让我们从现实世界略略退缩，变得执着痴迷、心不在焉、忧心忡忡，我们所拥有的仅剩半个世界。亲友们说我们"心不在焉"：身体还在那里，但灵魂仿佛早已经"出窍"。我们在非常痛苦的时候（比如遭遇亲人死亡）有可能面临巨大的风险——彻底离开这个世界。不只是自愿地让身体死亡，还要让灵魂消亡，在悲伤的边缘摇摆、坠落，变成鬼魂、僵尸。我们之所以要离开这个世界，是因为觉得它不再属于我们，这个世界只不过是所有悲伤和痛苦的根源。然而，必须首先知道，我们的新生也正是源自这个世界。

不要失去世界

痛苦会占据所有的空间，它会侵入我们的意识，或者令我们自己沉迷其中。尤其是在哀伤和困乏之时，痛苦与我们失去的东西联系在一起，而越想逃离就失去得越多。然而，在面对痛苦的自省中，既有某些医生所说的"止痛姿态"，也有对我们尚存之物的某种牵挂。但这种对自己、对痛楚和记忆的自省，会使我们面临危险——脱离世界。哲学家西蒙娜·薇伊曾经历过"痛苦到失去世界的地步"。走到世界的尽头，如何能回来呢？既然我们不能，有时也不愿驱散痛苦，而且还要始终与我们周围的世界保持联系，如何才能真诚地接纳我们的痛苦呢？

为了不让大的痛苦致使我们脱离生活，我们应该通过小的苦恼来修炼。遭遇日常生活的气馁和挫折，我们仍留存在世上，借着小的悲伤来修炼自己，以便面对日后更大的苦难和挫折。

首先应扩大我们的意识空间

要知道，世上不是只有痛苦，我们全部的注意力不能都聚焦和纠缠在这里，要知道我们的意识中还有其他元素。给我们的吐纳留一个位置，给我们的肉体感受留下空间。声响就在我们四周。扩大我们意识的容量吧，不要让痛苦占据我们全部的意识空间。把一切超越我们忍受力的生活片段都纳入我们的意识中吧！

再来看看我们的想法，它的全部注意力都在痛苦上。坐下来，闭上眼睛，吐纳调理，适时看看把我们推向苦恼的东西，看看我们的自省、我们的孤独。继续吐纳，感受自己的存在。不要终止吐纳，这样就不会妨碍围绕着悲伤和痛苦的生命力。

悲伤会独自离去吗？当然，毫无疑问。也许在吐纳修炼时它们就会离去。但在下一次痛楚来临时，已经消解在正念中的痛楚不会给它留下通道。那时痛楚不过是个不愉快的回忆，而不是定时炸弹。

慰 藉

痛苦中的孤独是真实和彻底的，没有人能感同身受，没有人能分担我们些许的痛苦。真的无人可以帮助我们吗？真的不可能有慰藉吗？

不，与其说我们不能，不如说我们不愿意聆听慰藉。

我们通常听不到慰藉，因为我们预先就认为慰藉毫无用处。慰藉的确毫无用处——如果我们想要的是让过去重新来过，让问题消失，让事情没有发生，让死者复生。

如果我们想要的是修复，慰藉同样毫无用处。

但是，如果我们懂得一切修复都是不可能的，懂得我们的痛苦无法救治，那么，聆听慰藉，就会教会我们别的东西：除了我们的痛苦，还有一种随时准备接纳我们的生活。

如果做一番努力，我们就会发现，慰藉后面还有同情与怜悯。它不是救治灾难的膏药，只是激励我们生活的浮标。但它会扩展我们的意识，因为这里面也有围绕着我们的关爱。

它传递给我们的是一个谦卑的启示：有的时候，跟我们最亲近的可能是无力感和存在感。

我们无力修复，但存在感提醒我们还有鲜活的事物和人情味。不要变成受痛苦奴役的牲畜，不要自我折磨、自我禁锢，不要脱离这个世界，要保持活力。

我们还会哭泣吗

代达罗斯会放弃一直飞行下去的念头吗？或者说，他会想着儿子而继续飞下去吗？他会继续赞叹太阳和云彩的行程，赞叹大地和大海的美，赞叹泡沫在海岸边绘成的精致画卷吗？他会永远沮丧消沉，一直哭泣下去吗？

飞吧，代达罗斯，飞吧……抛却对你儿子的回忆，继续生活和飞翔。你还能做什么呢？

当你飞翔时，不要压抑或控制自己的悲伤。

只需将你的思想向无际的天空敞开，接受在你翅膀下次第展现出的美景吧。

在注视世界时，感觉你全部力量的存在吧。

不要害怕在飞翔中给悲伤以栖息之地。看看你儿子看见过的一切，感受他曾感受过的所有，为他呼吸吐纳，为他微笑，为他热爱世界。

生活将会继续，生活还会冒犯你，但它是你最后的寄托和希望。一切都在，伊卡洛斯也在。他起飞了，跟你一起。

小结

　　当我们经历太多困苦时，我们会觉得非常不幸，会与这个世界隔绝。我们会觉得世界索然无味，它跟我们没有关系，几乎是在冒犯我们。但世界会以自己的方式帮助我们，拯救我们。我们越觉得痛苦，越应该与我们周围的世界保持联系。隔绝、远离和自我退缩，永远只能加剧和延长痛苦。修炼的方法是，当我们觉得不幸时，继续对世界的美感保持敏锐。虽然这美丽不能减轻我们的痛苦，虽然它不能给我们即刻的帮助，但总有一刻，它会转变一切，拯救我们。

扩展思想有如开拓一片空间，让惬意和不快的经历都可以自然地出现和消失，不会引起冲突、斗争或痛苦。心灵应像天空一样辽阔。

——佛教箴言

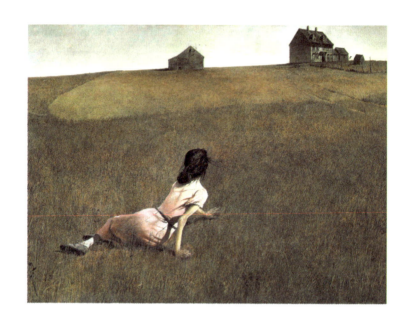

《克里斯蒂娜的世界》，安德鲁·维思 (Andrew Wyeth, 1917—2009) 绘于 1948 年，涂料胶画，现藏于美国纽约现代艺术博物馆

18 即使受伤，也要前行

假如不经意地一瞥，我们会认为，这幅画作描绘的是一幅乡间的恬静风光：一个少女俯伏在草地上，静静地注视着山岗上的方形建筑物。

但是，如果多加注视，就会发现有点不对劲：草是橙黄色的，有如地狱中的草场；那些房屋太遥远、太阴暗。还有，这个年轻的姑娘有某种令人感觉不适的异常……再仔细地看，可以发现她的姿势完全不正常。她根本不是倚靠在地上，不是在漫不经心地看风景，而是在地上艰难地爬行。还有，她的胳膊太瘦，肘关节像是病态，皮肤上有斑点，紧抓草地的左手肿胀变形……这是怎么回事？作者要向我们揭示什么？原来，画面有一段故事，这位年轻女子有疾患，几近瘫痪，但她并不胡思乱想。她要爬行回家，因为她拒绝拐杖和轮椅。实际上她也不是姑娘，已经54岁了。本画的作者维思跟她很熟悉。她居住在缅因州库辛村，是画家的邻居，名叫克里斯蒂娜·奥尔松。

于是，我们就能更好地理解画面令我们感到不适的原因。这幅画作向我们展现的是一种隐秘的痛苦，一种被掩盖的孤独和悲伤。同时它也向我们诉说着地平线上的避难所，我们应该竭力地靠近这个避难所。最后，它还提出了我们的生活中经常会出现的一个需要抉择的问题，放弃还是前行？爬着前进，哪怕受伤……

那些没能击垮我们的会使我们更强大——理论上说得漂亮，但实际上是，本来应该击垮我们却未能击垮我们的，会让我们头晕目眩、筋疲力尽、脆弱不堪。但不一定变得更加虚弱。所谓虚弱，意味着缺乏力量；所谓脆弱，意味着容易破碎。经历不幸后，受到打击的我们比其他人更痛苦，我们会陷入自我怀疑。再次遭遇不幸怎么办？我们会崩溃吗？为了躲避不幸，我们会停滞不前、缩成一团、离群索居吗？或者，我们还能以不同的方式，更谨慎地前行吗？

隐藏的伤口

身体上的伤口是可见的，而心灵的伤口，因过去的无能为力和曲折而造成的脆弱，却是看不见的，它铭刻在我们的头脑和肌理中。这些脆弱我们有时能意识到，有时它们是蛰伏的。它们会把我们变成两个世界的人——外表正常但内心反常。

长期以来，我们梦想着不存在这些伤口和脆弱。随后我们又梦想它们可以消失。随着生活，随着爱，随着时间一起消失。但今天，虽然有经年的努力，我们也应该承认，它们依旧存在。存在了很久，可能还要永远存在下去。

因此我们学着去忘记，学着不去想它们，学着这样去做。一般来说，这种做法能奏效。但在不时出现的紧张和悲伤情绪的影响下，这一切又会苏醒，鬼魅又会重现。

昔日鬼魅的苏醒

当我们遭遇焦虑、沮丧或其他情绪上的麻烦后，伤痛会潜伏下来。我们的痛楚终于缓解，因为斗转星移，因为我们自己已有改变，因为生活变得和颜悦色。但当生活再次艰难时，伤口又会被撕裂，那种让我们觉得整个世界都在崩塌的意识又会回来。我们再次觉得自己诸事不顺的时候，就是我们处在十字路口的时刻：我们还能行动，还能面对。这种可能性比我们想象中的要大得多。

正因为如此，我们在心理疗法领域中引入了正念的冥想实践，这样有利于"防止复发"。传统的疗法，如心理分析，以及对我们的痛苦的深入反思是不够的。较新的疗法，如认知和行为疗法，效果好一点，但仍不理想。因此除了这些步骤和方法，一些同行建议辅以正念修炼。今天看来，这是个不错的主意：修炼正念的男女，复发的时间间隔较长，强度也较小。

在日常生活的压力和变动的影响下，悲伤会复发。意识到这一点就有可能拒绝这种复发，或者不完全服从于它。我们也可以做出正确的选择，那就是理解并忘却。前行和努力的抉择，即使在悲伤复发时我们会觉得这些做法无益，即使此时我们以为这超越了我们的能力，即使这复发在向我们吼叫，要我们停止努力，我们也要前行和努力，尤其不能受悲伤复发左右。

正念能帮助我们免受来自内心命令的恫吓。我们状态不好时可修习正念，将挫折和焦虑放入正念的空间中。不过，在没有陷入极度的困境之前，我们亦可修习，面对小风小浪以便更好地迎接风暴。

一米一米，每时每刻

接下来，不要让双臂下垂。正念还有盟友，如行动。当我们很想停下来，但又不可能停下来的时候，我们可以模拟一个似乎精疲力竭的动作：轻轻地低下头，一步一步、一米一米地向前走。我们在行动或前进时，可以不去追问这是否有用。即使这很不确定，我们也不能屈服于心中所涌动的放弃指令。注意，这些往日的习惯一旦出现，就有可能占据上风。无论如何都要继续前进。

尤其是不能与外界隔绝。抬起头，沉浸在四周的事物中。当心气馁和崩溃等想法的侵袭，但千万不要将这些想法闷在心中，要将心灵的窗户向我们周围的世界开放。

一直前行到那边的避难所

　　过一会儿，克里斯蒂娜就会回到家中。她会坐在门槛上，注视着西沉的落日，每个傍晚都这样。不管怎样，她会觉得很幸福。虽然瘫痪、疲惫、手上疼痛难忍，生活几乎永远浸染着悲伤，但她还是很幸福。画家会问她，是否能给她另画一张像：她坐在门槛上，面朝阳光。她同意了。她再一次注视太阳，觉得呼吸平静了下来。她舒了口气，又笑了笑。此刻一切都很完美。

小结

　　有的时候，我们的状况极为糟糕，只能逃避到行动之中，重新成为野兽，为活下去不断努力。没有反思。因为我们知道，在不幸的支配下，反思会产生更多的不幸和盲目。因此只需要行动。只要大致知道行动对我们是好的、必需的，也就是说，事先有那么一点反思！我们需要以彻底谦卑的心态去行动。之所以这样做，是因为我们知道这会有助于生存。因此去行走、从事园艺劳动、摆设布置、弄点小活计……总之，要工作。行动不是为了逃避或释放压力，而是因为除此之外什么也干不了，而如果不干点什么，就会颓废下去。这既不可笑，也没有太大的价值，但我们生活中总有这样的片段。

不要设法避免或减少磨难，而要设法不被磨难改变。

——西蒙娜·薇伊

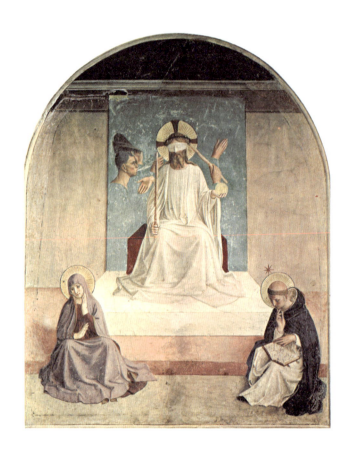

《受侮辱的耶稣》，弗拉·安杰利科 (Fra Angelico，约 1400—
1455) 绘于 1440—1441 年，壁画，现藏于意大利佛罗伦萨圣马可修
道院

19 接受神秘的存在

在佛罗伦萨圣马可修道院的北侧宿舍中,七号房间的墙上覆盖着一幅奇特而醒目的壁画。这是我所见过的最奇特、最让人困惑的艺术品。在一种梦幻般超自然的和平环境里,耶稣正被布条蒙住眼睛遭受凌辱,受唾沫和一根棍棒以及空中各种奇特而抽象的攻击之凌辱。他虽受凌辱,但仍神态庄严地端坐于席上。一个人怎能同时既受凌辱又威严凛然呢?

他的母亲马利亚和圣多明我就在他的座席之下。马利亚陷入冥想和深深的悲伤之中,圣多明我在看书。他们似乎身处他乡,但并非对受辱之人无动于衷。马利亚神色忧伤,那是为了他;圣多明我读的,可能是讲述他生平的书。因此他们不是对他漠不关心,而是不关心他所受的外在考验。他们没有抛弃他。他们与他紧紧相连:马利亚借助冥想,圣多明我借助阅读。但他们不能帮助他,何故?

在明亮的光线中,没有什么醒目的东西能够吸引我们的注意。此时此刻我们不能理解任何东西,但我们的生活不是也经常这样吗?虽然我们想说服自己并不是这样的……

骚动、盲目和人性

假如我们是壁画中的受辱之人，可能会被落在自己头上的暴力湮没、压制，从而感到窒息。绝望的经历会导致盲目，它会使我们的视野变得局促，使我们的眼睛只去关注那场落在我们头上的不幸的大洪水。这种经历也是扼杀人性的，我们成了受痛苦摆布的牲畜，成了受它折磨的疯子。任何与世界的联系都不可能了：巨大的痛苦会产生隔绝、封闭和僵化。这会使人在外在的波折之上再加上内心的溺亡，令内在的生活像外在的生活一样被撕裂。

因此保持人性的感受力至关重要，我们要尽最大努力做到这一点。应该紧紧抓住我们的人性，抓住我们周围唤醒这种人性的东西，如自然、美感。我们的头脑还应始终向痛苦之外的东西开放。这样做不是去掩饰逆境、忘却逆境，而是使其不至于完全支配我们的思想和生活。奥地利精神分析学家维克托·弗兰克尔在一本有关达豪集中营逃亡者的书中写道："他来的那天晚上，我们睡在棚屋中夯实的土地上，手里拿着汤钵，干了一天的活儿，我们都累垮了。突然，一个同伴跑了进来，请求我们去操场，他的目的只有一个——虽然我们精疲力竭，而且外面很冷，但我们还是应该看看落日的美景。"这不是在逃避，也不是出于躲避恐惧的心理防卫机制。这是一种意识行为，一种至上的智慧。在身陷绝境时，他们的思想依然顾念世界上美好的东西。他们跨越了无能为力的境遇，超越了它。他们没有放弃自己的人性。

三种"消极能力"

1817 年 12 月 22 日，英国诗人约翰·济慈在一封著名信件中鼓励兄弟们培养他所宣称的"消极能力"。他认为这是心理成熟的标志："我头脑中装着几件事，此刻，那种有助于培养完美人格的品质让我印象深刻。在文学中，莎士比亚特别具有这种完美人格——我想说的是'消极能力'，就是一个人能够容忍不确定性、怀疑精神和神秘性，而不必怒气冲冲地追着事实和理性跑。"

不确定性、怀疑精神和神秘性……既能容忍自己无法控制且失去坐标，又不急于立刻去追逐具体而符合理性的目标，这种能力如何培养？

为什么要容忍不确定？因为不确定是焦虑的源泉，所有形式的焦虑都可能导致对不确定的不宽容。我们之所以受未来和死亡的折磨，正是因为它们是两种最大的不确定。我们尝试限制生活中不确定的存在，如购买保险和采取防护措施，进行各种验证。为了防止被风险弄得筋疲力尽，我们采取保护措施，为自己的生活筑起堡垒。我们试着用确定填满自己的头脑，但实际上并不能安心。我们清楚地知道，在我们内心深处，所有努力都是徒劳的，我们的咒语、我们的恳求无非是些可怜的把戏。因为真相是——生活中有些难题是无法解决的，我们必须接受。接受它们，才能不受其禁锢。继续生活，继续前进，将不可解决的东西搁置在背包里。

容忍怀疑精神，还是容忍不知道如何思考和行动的状态？

放弃坚守某种判断和行动的需求，还是放弃对无效但具有安全感的思考的需求？放弃选择，还是放弃那认为自己的选择肯定不会错的想法？通常，我们的选择只有一个，那就是："我不知道，我无法知道，我只能怀疑。"但这种怀疑并不妨碍我们必须选择和行动，也不妨碍我们继续生活，只是这时我们又处于新的怀疑之中。这里的怀疑不是指向"怎么做"，而是指向"我做得好吗"。

容忍神秘性，还是容忍某种超越我们理解能力的事物？这对我们似乎比较容易，因为我们认为神秘是超出我们能力的东西。因此我们会比较好地接受它。但神秘不是混乱，在神秘背后，可能存在某种逻辑、某种路径、某种意义。于是人们开始探寻，无止境地探寻。当遇到不幸、痛苦和不公正的神秘事情时，人们通常会问：为什么？但没有答案。这样更好。因为当有了答案时，答案是危险的。它们虚假的确定性会在不幸的水池中得到强化："我被诅咒了，无可救药，没有出路。"对这类回答最好不要去回应。最好也不要在痛苦的煎熬中提问题。

也许，最好的做法就是呼吸吐纳，敞开思想。

当下和混乱

我们在逆境中能做什么？姑且逃避到当下吧！我们学着接受不了解、无能为力和无法理解的意识。请注意，这意识会让我们很不舒服。它诱使我们产生窒息、悲伤和失序的情绪：

"动弹一下，干点事，不要这样。"培养和发展我们对这种感受的容忍力。正如我们听一位朋友的言谈——有的时候需要的是聆听，而不是必须解决问题或找到解决方案。应该从这种解决问题的压力中解放出来，因为在这种压力下，我们很可能听不进去。当我们为自己的想法感到焦虑时，同样可以这样做：平静地思量一下我们此时此地的境遇，然后再考虑掌控局面的必要性……

同样重要的是，要懂得放弃理解和控制是一种解脱、一种选择，而不是一种失败和无奈。放弃控制，真的，这不是在抱怨和叹息中的放弃，而是在肉体和精神上的放弃。放弃肉体和精神，不要在放弃肉体（无奈中的不作为）时精神上还在抱怨。感受一下这种放弃带来的平静。

请注意，这种态度可能不总是最优选择。有的时候，或者通常的情况是，应该首先寻找解决办法。但如果我们找不到，或者看似找到了，一切就又回到起点重新开始，这时就应该到别处去寻找出路。

我们的智慧和理性是阐释和理解我们的难题、帮助我们寻找解决办法的灵感。但是，有时这智慧不够用，或者将我们禁锢起来，遮蔽了其他的路径。当太阳闪耀时，它赋予我们的意识是它能向我们揭示世间的一切。但当它暗淡下去或沉入夜晚时，我们面对无际的星空，方才明白还能看到其他的东西，而这些东西恰恰被太阳的光线遮蔽。

小结

　　谁都不喜欢置身于虚弱无力的境地，但我们并非总有选择的余地。因此如何对这种境地有个准备呢？也许可以经常修炼正念，经常在头脑中应对各种给我们造成麻烦的情绪和感受。无论如何都应坚持，即便是遇到不适和骚动。这样我们就会获得一种珍贵的能力——容忍焦虑导致意识失控的能力。学会接纳痛苦，并不是自虐，也不是喜欢磨难，而是接受我们生活中可能发生的事情，以便使我们对这类事情有所准备。

真相是一片没有路径的土地。

——泰尔扎尼

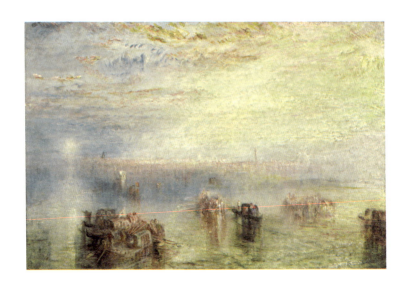

《接近威尼斯》，约瑟夫·玛罗德·威廉·透纳 (Joseph Mallord William Turner，1775—1851) 绘于 1844 年，布面油画，现藏于美国华盛顿国立美术馆

20 注视、品味幸福的出现

从潟湖处开始观察，就能看到远处缓缓浮现出一个神奇的期许。这就是从缥缈中走出的城市威尼斯。我们很快就会抵达那里，踏上那里松软的土地，会遍览全城正在消逝的美景。太阳仿佛在它喷张到极致的光与热中接纳我们，它将潟湖的上空抹上了神话般的黄金色彩。

画的左角，一轮明月已经在地平线上升起，带来些许清凉，蓝色很快就会笼罩夜空。我们上岸时，太阳的光线将会隐没。那时我们会有不安的感觉，会有些颤动。这一天我们已经有过如此多的幸福，而明朗的黄昏中也有如此多的幸福。太阳下山时情形会如何？

幸福是一种有意识的行为

一切都从安逸开始，果腹、温暖、平安无虞。有此感觉，已经十分完满美妙。这种基本的安逸对包括人在内的所有动物、所有生命都是一样的。它们有可能停留在这种安逸之上，但这还不是真正的幸福，因为人所谓的幸福是超越这个层次的。

如果人能意识到此刻很安逸，如果他认为"我的经历是个偶然，是个奇迹，是个恩典"，那么，情况就不一样了，因为这时的安逸会升华为幸福。如果我们敞开思想，在意识中品味所有我们觉得美好的事物，体味自己的存在，那么这一刻我们的感受会无限强烈。它超越了简单的肉体和精神层次的满足。它能满足或平息我们的渴望和玄学上的企盼：意义、归属感、爱、平和、永恒……

没有意识就没有幸福，或者说，幸福是回溯性的。正如作家、诗人雷蒙·拉迪盖的著名诗歌中所说的那样："幸福，我只有凭借你离开时的声响才认识你。"没有当下的意识，我们就会为过去不曾享受过的幸福而悔恨。死亡了的幸福就是我们的意识没有赋予其生命的幸福。当生活让我们骚动，当我们诸事缠身、没有时间睁眼看看人生旅途上的种种幸福议题时，幸福就会死亡。当我们悲伤焦虑时，幸福也会死亡。因为我们此时不再生活在当下，我们的思想禁锢在对未来的焦虑或对过去的悔恨中。这时的幸福只存在于我们的希望和哭泣中，而不是当下的体验中。

正念能帮助我们更强烈地品味生活赋予我们的幸福议题的多样性。如果我们穿越这些议题时心灵在别处（如在盘算、思虑和焦虑中），那我们什么都看不到，也感觉不到。如果我们经常向周围、万物敞开我们的精神和意识，而不刻意追寻什么，则我们就会看到这些。没有欲求，我们就能感受到它们的恩典。我们会经常感觉到幸福，即使只有细小的片段。我们生活中插入的幸福片段，虽然短暂微弱，不完美也不全面，但它们多样、富有变化，鲜活而且不断更新。生活中撒满幸福的小颗粒，这些小颗粒让生活变得幸福：简单而幸福。

意识和微妙的幸福

意识的获得可以唤醒我们的幸福感，但也能唤起我们对失去幸福的恐惧感。当幸福时，我们清醒地意识到，不久就不会幸福了。我们的幸福是间歇性的，在我们的整个生活中，幸福是有生有灭的。关键不是执拗地把持幸福，不要一想到幸福即将离去就焦虑、痛苦，而要品味幸福，接受它的消失，做好准备迎接它的归来、它的经过还有它的消逝。

悲观主义者和焦虑者很难忍受这些，有时他们宁愿不沉醉于幸福生活中所有美好的东西之中，因为知道这些东西不会持久。他们是对的，的确不能持久。但那又怎样呢？我们之所以要品味幸福，不就是因为它会离我们而去吗？幸福还是不幸福，抑或是永不幸福，选择在于我们。呼吸幸福还是保持自我防卫、担心失去幸福的执念，选择也在于我们。对我而言，选择已经确定了。

不幸之中的幸福

为什么幸福必须始终与无所用心或无意识相伴呢？为什么它不能存在于人们需要它的地方呢？比如，在生活中的悲剧的旁边。人们通过正念来修炼接受一切痛苦和甜蜜，承受和容纳各种复杂的经历，包括那些窘迫的经历。生活的真相就是这样。生活不是我们梦想的那样，而是我们栖居的现实，是要我们接受、击破我们梦想的现实。我们与其承认这种生活还是不错的，毋宁说这种生活才是最有趣的。

面对幸福时，冥想不是催促人逃避世界，而是让人更好地接受世界的真相。而真相就是，幸福与不幸几乎总是并肩而行，有光明就有阴影。阿尔贝·加缪的这番话可能就是这个意思："现在我所希望的已不再是幸福，而仅仅是自觉。"我们可以试着调和这两者，培育我们的意识以照亮幸福，而不是取代幸福。要想强化幸福，那就进入现实世界。这就是安德烈·孔特-斯彭维尔所称的"智慧"："幸福的最大值就在明晰的最大值之中。"

我想起一项出色的研究，研究者指出，悲伤的人若在想起逝去的伴侣时也能微笑（失去是何等的痛苦，但相知是何等的幸福），两年后就能达到生命的最佳状态。因为他们已经证明不会把幸福湮没在不幸之中。他们懂得理解生活，全部的生活。不幸不能掩盖过去的幸福，也不能让我们忘却过去的幸福——我们经历的幸福一旦获得就会成为永远。人当然有权利同时哭泣和微笑。这是因为人们接受这个世界，决心以全部力量去热爱这个世界。

正如我们会以全部的力量去热爱威尼斯，虽然许多世纪以来它在不断衰落，不久就会被波涛吞没。

关于人如何全力去爱，荷兰作家埃蒂·伊勒桑在被转移去死亡之地奥斯维辛集中营之前，曾在维斯特伯克集中营中这样写道："生与死、苦难与快乐、肿胀双足上的脓疱、房屋后面的茉莉花、无尽的迫害和残暴，所有这一切，我都接纳了，它们构成了一个强有力的整体，我接受它们，就是接受一个不可分割的整体。"

我们要像欧仁妮·金斯堡一样去全力热爱。她被带到苏联的审判庭上，关于人们对她的指控，她毫不知情，但她还是注视远方，等待着被判死刑或被流放到古拉格："窗外的参天大树拔地而起，我动情地聆听着树叶的窃窃私语，我能感觉到树叶的清凉。我知道这是第一次懂得这些。树叶的细语深深地感动了我！"

正念达到极致，人性达到极致。而我们可能达不到那个境界，但我们能以此为灵感。悲伤之中，我们停下来，回想所有幸福的小片段。即便它们很短暂，甚至本身也很哀伤；即便它们很不圆满、不完美、支离破碎。我们从中所能等待的安慰只能是即刻的、脆弱的。一旦人重新开始生活和思考，不幸就可能重现。但我们可以晚一点再重新开始。下次还这样，坚持不懈。

我们需要反复让不幸在所有与幸福生活相仿的事物旁边吐纳呼吸。

小结

关于幸福，正念告诉我们的无非是这个：由于幸福与不幸不可分离，由于生活肯定要让我们面对悲伤和纷乱，我们就不要梦想得到完美和永久的幸福，而是要细细地品味幸福。即使是焦虑和苦恼，也应在幸福之中有一席之地。幸福会一再离去，但难题也将被解决（认为在美好的日子里我们所有的难题都将被解决的想法是不可行的，尤其是当我们焦虑、忧伤时）。要善待我们细微的幸福，即便是在逆境中。逆境中的感受尤其深刻，我们从中能体会到最感人、最慷慨、最不可或缺的幸福。

啊！我是多么需要孤独！我攀上丘陵，睡在阳光下，注视着天边山峦的轮廓。

——亨利·梭罗

清空你的心，让自己化为无状无形，像水一样。如此——你若将水倒入一只杯子，它就成为这只杯子；你将它倒入一只瓶，它就成为这只瓶子；你将它倒入一只茶壶，它就成为这只茶壶。水能缓缓流动，也能猛烈冲击。像水一样吧，我的朋友。

——李小龙

PART IV

拓展与觉醒：
最伟大的旅程

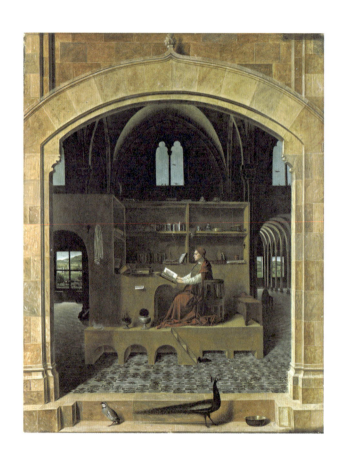

《圣杰罗姆在工作间》，安托内罗·达·梅西那绘于 1475 年，木板油画，现藏于英国伦敦国立美术馆

21 修炼

我们所看到的东西并不存在，至少不像它显现的那样存在。这幅画如同一张建筑师绘制的分解图，墙被移开了，从而更清楚地展示出一个巨大的哥特式建筑物的内部情况，为我们揭示它的各种秘密和结构，我们的目光穿越同心的三个层次。

第一个层次在画面中心，圣杰罗姆端坐在工作台前。画家在此强调的不是圣杰罗姆的神圣，而是其学识的渊博及态度的谦卑，这从他身旁的各种手稿及令人触动的细节之处显现出来，比如台阶边的鞋、趴在他身边的猫。

第二个层次是围绕着他的巨大的建筑物，这让人联想到这是一所修道院。建筑物的结构朴素、严格，使人不易分心，不过，生活的气息仍然渗透进来。在右边的回廊中，有一头狮子在阴影中溜溜达达。传说圣杰罗姆曾救治过这头受伤的狮子，此后它就一直跟随他到修道院，直到被收养。

第三个层次向外面的世界开启。在画面的最前方朝向观察者的方向，有一个巨大的廊柱，在台阶上有一只山鹑和一只孔雀。后面巨大的窗户外面是一派乡村景色，远方还有个城镇。

另外，透过几扇窗户，得见天空和飞鸟。

这里有内在的修炼和外在的世界，处于它们之间的又是一个令人安适而开放的背景。正是这些将我引向了这幅画，也正是这些使我想让它言说，而且，我喜欢阅读它们。面对圣杰罗姆，我想到了正念实践，以及定期地在反思自我和面向世界之间进行转换。这是需要耐心和按时进行的练习。

有一个有趣的现象，人们往往更赞赏有才华的学生而不是勤奋的学生。懒惰的天才比辛苦的劳动者更加潇洒优雅。但就我而言，那些为生活挣扎和努力的人们更让我感动，而不是那些漂浮和飞翔的人。他们像我一样，也许也像本书的读者们一样，仍然坚守在这里。天才和作假者已经抛开我们太久，而我们还在这里坚守，在这些书页的字里行间，努力体验正念。我们人数众多，结伴而行。志同道合者，都深知获得幸福和内心平衡不是一件简单的事，需要头脑清醒、努力付出、坚持不懈。

精神的训练

我们自认为是自己精神的主人，甚至认为不需要训练，就有意识力和专注力。这种信念是从哪里来呢？

这好像是说，我们的大脑不同于我们的肌肉，它不需要练习，没有发育和成长的过程！我们认为锻炼身体能增强呼吸和肌肉，合适的营养有益于健康。但是，我们却不那么确信，或者是不那么了解，心灵也需要练习，精神的练习或心灵的练习也有很大的益处。在理智的层面，精神的练习有助于抑制我们自发的倾向。在日常生活中，我们常常不由自主地感到紧张、沮丧、愤怒、失去理智。我们的精神能力基本上服从练习的规则：实践得越多，我们的进步就越大。

我们还不由自主地陷入这样的困境：我们越是烦躁，就会变得越焦虑；越是悲观，越是消极，我们就越会使自己或他人感到丧气；我们越是紧张便会更加紧张……

我们想在另一个方向上取得进展吗？那么，进行练习就成为必然的事情。英语、滑雪、乐器都需要练习。对于我们来说，进行宁静和专注的练习更困难一些。有些人说："为什么每天都进行练习？生活还不充分吗？我们的意向和回答还不充分吗？"

它们确实还不充分。我们在满足于变幻不定、转瞬即逝的模糊意向的时候，是不能正确地使用我们的精神的。我们也就仍然是我们原先无意识的抱怨或赞同的牺牲品，就总是产生同样短暂的思想，产生同样不可控制的感情。因此对于所有人来说，正念训练都是各种精神训练中最有意义的，而且对于那些意识到其精神在什么地方脱离了他们的控制，或不服从他们的人来说，正念训练还是必需的。正念训练不是要彻底地控制住我们的心灵，而是要建立力量的平衡。在需要专注和平静的时候，我们能够专注和平静下来，这并不是一个过度的、不可及的目标。然而，我们能够经常如此吗？

进行有规律的精神训练是一种健康的活动，它就像是一种意识的体操。这种练习也是定期清除社会的污染，定期清扫我们内在的东西，而且就像真正的清扫一样。如果清扫了，就会感到舒适；如果没有清扫，就会感到需要清扫。正念练习最主要的危险也许是使人们对练习产生依赖感，而且，一旦停止练习，情感就会变得不稳定，精神又会变得恍惚起来。

精神练习还是一种苦修。看起来虽然简单，但坚持下来却是相当困难的。精神的练习需要耐心，因为它不会产生立竿见影的效果。精神的练习也是谦逊的练习，因为练习并不保证一定能够成功。因此在最初的激动之后，如果定期的练习使我们的精神不再那么脆弱，就几乎可以确信我们已经取得了进步，而且也几乎可以确信这一进步是可靠的、真实的。我们不会真的再回到过去，虽然回到过去是常有的事情：我们在一些成功或热情之后，可能又会陷入愤怒、焦虑、忧郁之中……这很丢脸吗？只有炫耀你在冥想中的进步，吹嘘冥想是万能的，炫耀你新的禅的态度时才是如此。这令人沮丧吗？只有你太过于兴奋、高兴，甚至偷偷地私下里高兴的时候才是如此。有意义吗？如果你一开始就觉得这一天总会来临，而且，当这一天来临时，你平静地接受你的失望，那就确实有意义。在正念中，你会懂得这些，也会接受这些。你只需不断地练习，一直练习，永远坚持下去。

练习和实践

我所说的练习，是在人们不需要正念实践的时候进行的练习。这时，我们的生命是正常的，没有痛苦的。正念练习有三个层次：形式的实践、简短的实践、正念地生活。

形式的实践包括一些定时的和长期的练习。起初每天一次，后来可以每星期或每月一次。有时，我们学习检查整个身体，但不是要改变身体的感受，只是平静地、认真地注意这些感受。用医学上的说法，就是对身体进行扫描。另一些时候，我们关注自己呼吸的变化，或关注思想的连续变化和思想的声音。这是思想和声音的正念。当然还有其他情况。最初我们可借助录音进行练习，通过这种练习我们会获得一些方法，并且能权衡这些方法的益处和难点。不过，到了一定的时候，我们需要一些建议，需要别人回答我们的问题，需要参加由正念练习指导者组织的聚会。"指导者"一词强调的是，这不是一种治疗（尽管可以用正念练习来治疗一些心理疾病），而是一种学习，是一些人们可以为自己所用的"指导"的全部。

简短的实践（持续几分钟）是要在一天中多次进行的实践。可以在确定的时间进行，比如，佛教寺院每小时打钟的时候，医生在看两个病人的间隔，办公室人员在处理完一件事开始另一件事情前的间隙，以及在等待某人的时候，等等。也可以在沮丧或痛苦的时候进行。我们不是忽视思考的通常周期，也不是让各个周期相互关联在一起，而是要努力意识到这些周期，并且以开放的精神——尽可能向现实经验开放的精神来接纳这些周期。我们把这称为呼吸的时段：当我们感到呼吸困难的时候，专注于呼吸三分钟，就能消除困难，就能消除我们身上令人不舒服的东西。然后，借助在这几分钟里激活的正念精神，重新开始各种活动。

正念地生活

练习的最广阔场所是生活本身。我们在这本书中常常提到的正念生活，就是尽可能多地开启精神之眼，就是定时地停下来默默而又专注地体验一下我们自身及我们周围发生的一切。静静地品味和回味我们的存在，而不是心不在焉地耗费我们的生命。我们在生命的任何时刻都可以这样做，不论这个时刻是多么无足轻重，又或是多么事关重大。无足轻重的时刻包括吃饭、散步、喝水、工作、闲谈、等待，以及什么事情都不做的时候；重要的时刻则包括举行各种仪式的时候（在诞辰纪念日、结婚纪念日，以及举行葬礼的时候，正念会帮助我们集中注意力，而不会心不在焉），在我们和自然、美相遇的时候……

力量和观察之所

如果坚持练习，那么在痛苦的时候，正念就会成为一种我们可以求助的巨大内在力量。它首先是一个避难所，避免所有烦恼的避难所。它还是我们注意力稳定的源泉，它给予我们迎接、观察以及决定如何行为的能力。

当我们理解得不清楚的时候，当我们的意志力不够坚定的时候，当我们不能控制我们的精神骚动的时候，正念还是一个观察之所。正念之路能够帮助我们不要太过随心所欲地生活，不错失重要的东西。

对于舒适、惬意来说，同样如此。我们已经看到，正念能够将舒适转变为幸福，使我们面对幸福时更加清醒，并将幸福深深地铭刻在我们心中，使幸福渗入我们的肌肤之中，而且让我们如其所是地认识到幸福的非永恒性。不是悲伤，不是远离它们，而是更加爱它们，真正地实现幸福的美。正念让我们意识到我们的幸福时刻就如同盛开的鲜花和我们的生命那样，灿烂、脆弱、易逝。正念还让我们抛弃、放弃，而不是贪婪地攫取和囤积金块，让我们简单地生活，让我们关注生活，让我们了解生活的奇妙。

小结

　　有经验的冥想练习者建议，我们每天都应该以正念练习开始，再以正念练习结束。早上睁开眼睛之后，晚上闭上眼睛之前，都要注意一下我们当时的体验（我们的身体感受、呼吸、思想的流动、情感的过程等）。

　　每天，我们还要抽出一些固定时段进行正念练习，或在等候或者处理不同事情的间隙进行练习。如果我们想走得更远，每周还可以做一次半小时到一小时的深度练习。如果在一个有经验的指导者的带领下，大家一起做可能更容易。

今天，

你的身体比你的灵魂更真实，

明天，

你的灵魂比你的身体更真实。

——古斯塔夫·蒂邦

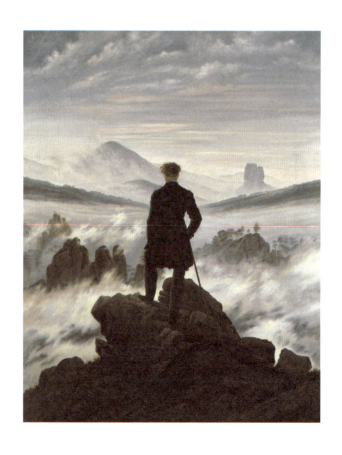

《云海上的旅者》，卡斯帕·大卫·弗里德里希（Caspar David Friedrich，1774—1840）绘于1818年，布面油画，现藏于德国汉堡艺术馆

22 沉思

　　精神的旅者在一天之后到达了旅途的终点。

　　天还没有亮，旅者就早早地出发了。他在长长的步行途中，享受着淡然和轻松：鞋子的声音、心脏和呼吸的节奏、相续的脚步声，以及手杖落在石头上的声音。这一切使得他的精神充满了平和与宁静。有时他也会想到前面等待着他的困难。然而，他却更关注当下，关注行走的步伐、周围的声响，关注黎明最初的色彩。思想消失，复归，再消失，并不比风中的羽毛或山坡的薄雾更长久。

　　现在，他站在山顶上。他先是品味着自己的成功："我来了，我终于来了！"他当然应该品味自己的成功，不过又需尽快地摆脱随之而来的危险的灵魂状态。他完全地接纳骄傲、自豪、高兴的感受，让这甜美得有些腻人的玉液充满全身，然后超越所有这一切，走向其他更有意义的东西。要再次融入山峦，进入接纳我们、欢迎我们的宇宙之中，要将自己的心灵向这里的一切开放：壮丽的地平线、纯净的空气、山顶的宁静、轻风的声音。

每一次吸气，旅者都觉得似乎整个大山都涌入他的身体之中；每一次呼气，旅者都觉得自己的身体和灵魂似乎融入大山之中。他感到了无限宁静，彻底放松。

投入与超脱

正念帮助我们投入重要的活动中去，继而又使我们不受其束缚。

希腊语中的 telos（目的、终点）和 skopos（达成目标）的不同就在于此。当一个箭手射箭的时候，telos 是正确地射箭，skopos 则是射中靶子。telos 是可以把握且依赖于人的，而 skopos 还要取决于其他：如一阵风会使箭的轨迹发生改变，一个突发的声响使得箭在射出的最后瞬间晃动一下。

正念练习要求我们定时地闭目静坐，要求我们全身心地迎接和观察我们的体验。不过，静坐的结果却可能由于每次情况的不同而不同。确定的只有一点，即我们静坐的时间越长，越能达到我们的目的。

我们这样正念地投入行动中去，就能够在生命中的每个日子里面对"绝对的存在"。投入进去再超脱出来是一个需要耐心的缓慢过程，它走向那超越我们的"绝对的存在"。这一过程并非轻而易举，也不可以一蹴而就。

最初，当人们超脱出来的时候，只是表面的超脱，并没有真正、彻底地超脱。人们这样做只是想防止苦难发生，只是为了不遭受失败、不被抛弃、免遭日常的困苦。人们并不真的想超然于成功、赞扬、荣耀之外！这样就是在自欺欺人，就是在伪装。我们并不谦虚、并不淡然、并不超脱，在内心深处，我们渴望它们，暗中却傲慢自大。然而，如果我们能够自我控制，能定时练习；如果每次成功之后，我们不是自我陶醉地欢呼，而是保持淡然和清醒；如果每次失败之后，我们同样保持淡然和清醒，而非沉溺于自责……那么，我们也就不会轻易地受各种行为的影响，就会意识到在那之外存在更有意义的事情。这种体验就像登上山顶那样。

正念、精神、神秘

精神生活能够存在于宗教活动之外，是我们心灵生活中最高贵的部分。在心灵生活中，自我与绝对的存在，即与那些超越了我们的东西相对。精神超出了自我，向所有的东西开放，也向未知的东西开放——仅仅向已知的、有逻辑的、令人满意的、可预见的东西开放太容易了。精神全身心地迎向超越我们的东西，而不是逃离它们。超越我们的是什么？是无限、永恒、绝对……

精神设定了我们刚刚谈及的"投入进去"与"超脱出来"的双重运动。我们要不断地练习，直到能够放弃所有的东西，直到能够放弃所有的努力和所有的期望，完全沉浸于冥想之中。冥想是"带着仰慕的心情长久地凝视"。这种态度预设了

"心灵的平静和纯粹"。用俗世的话说，就是心灵的宁静和不做判断，就是心灵的正念。

对于哲学家安德烈·孔特-斯彭维尔来说，冥想的态度导向神秘主义的实践："神秘主义者直接地静观实在：他与真实融为一体，既不被言语分开（我称之为寂静），也不被缺乏分开（我称之为完满），也不被时间分开（我称之为永恒），也不被自身分开（我称之为纯一，也即佛教徒的无我）。

因此正念是俗世中神秘的东西：它在语言和逻辑之外，寻找澄明和绝对，寻找人们不再对之有任何作为的澄明和绝对。因为人们不需做任何事情，只需沉浸、沐浴在澄明和绝对之中。这样我们就会时不时地走进出神、宁静、无声……

出神、内观和感恩的时刻

出神，是走出自我、融入另一个更广大的事物——如神圣的启示——之中，或者是进入不同于日常世界的另一个世界之中，进入不同于日常意识状态的意识状态之中。出神是落入、跃入或迂回地回到超越和绝对之中。

内观是沉入自我，并且发现所有的东西都存在于自我之中。这是从内部而来的淡然与安详，是人们在内部发现的宁静。然而，宁静突然变成了骚动。人们惊讶地感到了这一自动生成的安详，惊讶地看到，内观的宁静将我们与世界联系在了一起，而非将我们与之隔离开来。这样，我们就不再想去改变周围的东西，而是去改变我们自己。

由此，我们就走到了感恩的时刻。感恩的时刻常常在人们不经意地等待它们的时候突然出现。感恩的时刻只能来自正念，只能来自真实的呈现，就像克里斯蒂安·博班所说的："我在苹果园里除草的时候，突然意识到，生活给予我的只是一些无法解决的奇妙问题。想到此，一种幽深的宁静涌入我的心灵之中。"

看来无须登山，一个苹果就够了。

小 结

正念从来不建议我们与世界隔绝，或隐居起来，也不建议我们像智者那样，与所有事物都保持距离。正念只是要我们更好地品味我们的生活，要我们进行各种选择。既有追求的目标，又不要与之混为一体，不要过度地执着于成功，太追求完美。那么，我们能否在表面上投入其中，在深层次中又保持超然呢？实际上，我们只要尽我们所能就可以了，不要过于计较最终的结果，因为结果并非由我们决定。这样，我们关心的就不再是超越自我或超越他者，而是实现些什么。我们不再从成功或失败的角度去思考生活，而只是体验生活。

如果你只是坐着观察，你会看到你的大脑是多么的不安。如果你试着告诉自己安静，不要想了，你会得到更糟糕的结果。但是随着时间的流逝，你会慢慢安静下来。当你真正安静的时候，你的心会有更大的空间去发现更细微的东西，你的直觉会开始绽放，你的观察会更清晰，此刻，你是活在当下的。你越静，能看到的就越多，且看到的都是你以前不曾见过的。

———史蒂夫·乔布斯

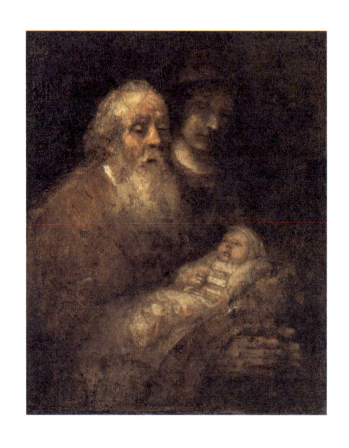

《圣殿中的西蒙》，伦勃朗绘于1669年，布面油画，现藏于瑞典斯德哥尔摩国家博物馆

23 爱

　　西蒙很早就意识到：这个男孩与众不同，即将改变世上的一切。西蒙知道这一切，并且知道对于这个男孩来说，会有无尽的苦难等待着他；对于男孩的母亲来说，同样有无尽的苦难。他对马利亚说："你的心要被刀刺透。"西蒙预感到男孩将带给人间爱的革命。爱是绝对至上的，这一启示将改变整个西方世界。

　　如今，爱就要传播开来……

人情的乳臭

这是莎士比亚剧作《麦克白》中的一句台词，出自麦克白夫人之口。她在鼓动她的丈夫暗杀苏格兰王邓肯的时候，丈夫表露出了一种很是痛惜的温情，而她说："我为你的天性忧虑，它充满了太多人情的乳臭，使你不敢采取最近的捷径。"对麦克白夫人来说，这种"人情的乳臭"是该受指责的，是懦弱的表现。最终，谋杀没有被这种温情阻止，而导致了麦克白的罪恶，以及他夫人的疯狂。

此话提醒我们，我们与他人是相互关联的，我们之中存在爱。如果人们没有得到情感的滋润，就会处于危险之中，就不能成长，就没有喜悦。没有爱，人们就会生活在恶之中，变得铁石心肠，变得疯狂。

生活会让我们忘记或忽视我们人性中温情的一面，但正念的练习却会让我们不断地、有规律地再次与之相遇。练习能够减轻我们的苦难及他人的苦难，能够让我们了解和运用温情的力量。

在我们周围有许多爱我们、帮助我们、向我们微笑的人。他们一直这样对待我们，而且以后也会。我们要享受这份爱，感激这份爱，要意识到我们亏欠着这份爱。要不断地想到这份爱，直到我们真实地体验到它。这是达至感恩的冥想。从根本上说，感恩有三个阶段：一是认识到感恩的重要性；二是停下来想一下感恩，让它遍布我们全身，让它作为情感而非作为思想遍布我们全身；三是向爱我们、帮助我们的人表达这份感

216

恩。这是思想的感恩、情感的感恩、行为的感恩。

更重要的是，我们要意识到爱的至上和绝对重要，不论这种爱是以利他主义的形式，或是以情感的、温情的、慷慨的、怜悯的形式表现出来。

我们更要思考这种爱，将它体现在每天的日常生活之中。同时，我们还要理解、接纳和实践这种爱。

冥想与爱的连接

冥想通常是通过四种冥想活动来达到利他之爱的。而这四种活动实际上就是将爱付诸实践之前做的准备。

您想看到什么种子在我们之中发芽？

首先是慈爱的冥想。这种冥想是想到我们所爱的人，并且立刻爱他们。不只是嘴上说爱他们，还要让这种爱遍布我们之中，要体验这种爱在我们之中实际地显现和成长。这有点像我们注视一个熟睡中的婴儿，或者注视一个所爱之人时体验到的情感。不只是思想，还要我们的整个身体都融入爱之中。在这种冥想中，我们尽力让这种爱驻扎于我们的意识之中，使我们的身体成为爱最敏感的共鸣箱。

其次是悯人的冥想。这种冥想关注我们周围的人可能遭遇到的苦难。我们具备迎接苦难的意识，并且将之留居于我们之中。我们真心地期望减少苦难，甚至让苦难彻底消失，但这一期望不应只是简单的、表面的，而应发自我们整个身心，被我们整个身心感知。我们不能只有悯人的"思想"或"意向"，还要有悯人的"情感"。我们在得知某人遭受苦难、被疾病折磨或者死亡时，要做些什么？不可以停下来、至少停下几分钟吗？不可以停下来想想他的模样吗？不可以让某种友爱和怜悯的情感充满我们的全身吗？可以的，经常地这样做吧，这就是悯人的冥想。

再次是利他的冥想。这种冥想是要慢慢地养成真心地以他人的幸福为幸福的习惯，看到孩子（即使不是自己的孩子）欢笑，爱侣相拥，人们倾心交谈、互相帮助，就发自内心地快乐。当然，世上不只有这些，还存在着各种暴行和恶意。不过，利他的冥想正是提醒我们不要忘记，尽管存在着暴行和恶意，但世界上还有幸福、友爱、友情的存在。其实我们也知道这个道理，但如果全身心地感受它们，就能更坚定我们的信心。

最后是泰然的冥想。这种冥想要我们祝愿所有的人都幸福，即使他们与我们相距甚远，或者与我们并不熟悉，甚至曾经反对或伤害过我们。看到他们幸福，我们试着去体验仁慈、怜悯和利他的情感。我们支撑这种冥想的情感和信念在于，从根本上说，人们的不当行为大都是苦难所致——如果一个人很幸福，也没有遭受过很多苦难，他也就不会向他人施加很多苦难。

当冷漠、嫉妒、猜疑、自我、怨恨等情绪产生的时候，即使我们什么也不做，它们也会变本加厉地在我们身上滋生。如果不去平息和控制这些情绪，任由它们发展，任由它们充满我们的意识，那么，它们一定会带着更大的力量卷土重来，并且更加牢固地扎根于我们之中。心灵从此永无宁静。

如果我们经常让慈爱、悯人、利他、泰然的情感驻扎于自身，我们也可以变得非常仁慈、善良。现在无须再次言说，只需行动起来。

小结

　　正念使我们本有的善良意识更清楚地表现出来。我们对他人友爱的情感能够通过语言和肢体语言表现出来，也可以在我们内心深处悄悄地实现。我们要经常抽出时间来感受生活带给我们的爱、同情和感恩的情感。这不是模糊的意识，也不是转瞬即逝的观念，而是深深地扎根于人类生活之中的冥想，它们将改变世界上的一切。

什么也不说，什么也不想，无尽的爱却涌入我的
灵魂……

——亚瑟·兰波

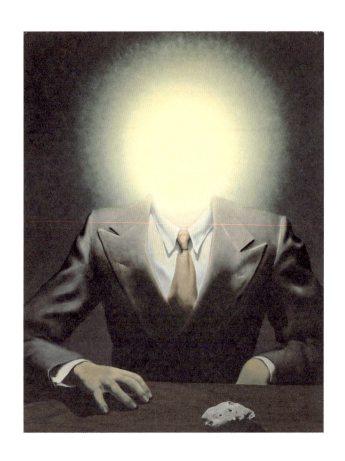

《快乐原则》，勒内·马格里特 (René Magritte，1898—1967) 绘于 1937 年，布面油画，爱德华·詹姆斯基金会收藏

24 体验自我的扩展与消融

　　这里发生了什么事？人物隐藏在桌子后的左手在做什么？桌上这块带着气孔的火山石来自何处，来自月亮吗？人物右手的姿势为什么那么奇怪？就像是突然停下来的蜘蛛。再有，这个穿戴整齐的人的头正消融在一片黄色的球形光晕之中，就像是突然发光的智性的太阳……还记得吗？在本书最开始，我们谈到过伦勃朗的一幅画，画中有一缕光透过沉于冥想的哲学家的窗子。而现在这幅画描绘的是消失、变动。代表严肃生活的西服就要变成空洞的、没有物质支撑的东西了，代表神秘生活的太阳那样沸腾的精神就要溢出物质的身体，然后干脆抛弃物质的身体。这幅画也描绘了精神的炽热。画布上很快就只剩下光了，再往后，就什么也没有了。

　　"涅槃"一词往往附有两种相反的含义，因为涅槃就是毁灭，即自我解体。这与佛教对虚空的追求非常一致，但与西方对天堂的看法则相去甚远（西方基本上认为天堂是人世生活的一个更好的延伸）。通常，当西方人发现涅槃这个词的确切含义时，最终消灭"小我"的想法对他们来说是相当不舒服的。

这里讲一个关于涅槃的禅宗小故事：想象一下你是个美丽的盐雕像，非常美丽，以至于主人把你放在壁炉上，让所有客人都能欣赏你。涅槃对你来说意味着什么？越来越多的访客，一个更大的壁炉，还是一个博物馆的橱窗？都不是，主人最终会把你扔进海里！所有聚集在一起形成你的原子、组成你的盐分子，一点点地分离并溶进浩瀚的海洋。在这种溶解中，你会发现自己的涅槃。你不再被压缩成一个小小的自我——即使是令人欣赏的雕像——而是溶入海洋，没有自己的身份，但有着巨大的自由，有着无与伦比的幸福。盐粒回到海洋。你接近涅槃，而不是做一个盐雕像。

扩展

正念就像是自我的扩展。我们将周围的一切都纳入我们自身，直到自己也融入其中，变成它们。这就像一个不断增大的圆，扩大、再扩大，直到将所有的东西都包容进来。于是，我们处在了宇宙的中心，但这个宇宙不是封闭的、不是与外界完全隔绝的。

当我们的精神开始萎缩变得无力时，我们就停下来，坐好，闭上眼睛。不过，事情依然继续着，我们仍然感到厌烦、混乱、沮丧。为什么会这样？要停下来吗？不，继续闭着眼睛，不要触及任何东西，不要改变我们的体验，不要阻止任何东西，不要禁止任何东西。存在的东西，也许有其存在的理由，确实有其存在的理由。我们就只是敞开心灵。这不是说要驻足于这一混乱状态，而是让它存在于那里。我们来呼吸，且要关注我们的呼吸。

在我们周围有各种声音：来自意识的声音、来自身体各个部分的意识的声音。我们开始感到没有那么紧张了，甚至能够睁开眼，能够凝视墙壁、天空和各种物品了。我们将所发生的一切纳入进来。以前，总是存在混乱、不适以及各种令人不舒服的感觉，也总是存在产生这些东西的外在烦忧。但是，现在它们减少了，变得不那么重要了。我们总是要接纳周围的一切，要将世界和真实的东西纳入我们之中。我们接纳得越多，就越感到宁静。然而，最终我们会意识到这样一个问题：谁在接纳？

消 融

在正念中，我们常常会体验到，我们与外在世界之间的界限消失了，常常感到自我融入了周围世界之中，周围世界也涌入了我们体内。这样会令人害怕吗？没有，恰恰相反，我们感到的是安适和安全。在其中我们发现，从根本上说，退回到自我是一个糟糕的解决方法。

我们还记得，前文提到，佛教以诗意的、形象的语言谈论"内观"，而且佛教的这种言说帮助我们达至现象的真正本性，尤其是空的本性。我们像是天空的彩虹，存在、消失、重现……

在圣安娜医院的花园中进行冥想练习的时候，我常常想到这样的场景：我们忘记了工作，光着脚在草地上行走，融入从围墙外传来的巴黎的喧闹之中，融入我们身在其中、与之合而为一的感受之中。我们存在，我们扩展，但又没有自我。这就像是走出了自我，而又不需要消亡。我们不是感到消失不在了，而是感到自己存在于任何地方。我们的存在变得不言自明，"像是灌浆的小麦，或是洒落的细雨"，埃蒂·伊勒桑这样说道。

自由

这样我们就会感到轻松，仿佛感受不到存在的轻松。不过，并不是真的不存在。自由不是真的朝向不存在，而是朝向一种归属，一种远离了我们的归属。

我想到了基督教神学家德日进提出的"精神圈"。就像人们围绕着物质星球的大气圈、动植物的生物圈谈论一样，人们也可以谈论精神圈，用它来意指那不可见、不可触然而却是真实的人类思想的寰宇。这个精神圈将我们每个个体的理智惊人地融合在一起，形成了"超理智"。

我想到了木筏和渡江的隐喻：渡过江河之后，原来极其珍贵的木筏就变得没有用了，而且对于陆地上的旅程来说，甚至是一种负担，因此应该毫不惋惜地将之丢弃。

我想到了智者的话语："放弃所有的，放弃你所认识的一切，放弃、放弃、放弃，不要害怕一无所有，因为到了终了，托持你的恰好是这个一无所有。"

我想到了西蒙娜·薇伊的话："愿人的灵魂把整个宇宙看作身体。愿灵魂同化于宇宙之中。"我想到了永恒和不死的区别。我们知道死亡不可避免，但是，当我们完全活在当下时，就会真切地感到，我们处于永恒之中。永恒存在着，而且我们感知到了它。

小结

　　正念消除了一些无用的界限，如将我们与世界分隔的界限。人们总是害怕消失，害怕毁灭。但经过多次练习后，就不会那么害怕了。正念地进行冥想，就是与世界关联起来，如此，那将自我与非我区分开来的东西就变成荒谬的、无用的和令人厌恶的东西。我们要像海浪很快地消失于大海那样，平静地准备着回到我们来的地方。这样就不再有任何界限，而只剩关联。

我品味着自己消失在所见的一切之中的平静感觉。

——克里斯蒂安·博班

达到自己目标的人错失了另外所有的东西。

——禅宗格言

尾声：飞翔、结束和开始

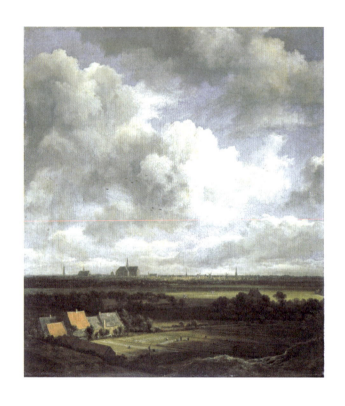

《哈连姆附近的白色乡野》，雅各布·范·勒伊斯达尔（Jacob Isaackszoon van Ruisdael，1628—1682）约绘于 1670 年，布面油画，现藏于荷兰阿姆斯特丹国家博物馆

我在那里。

雅各布·范·勒伊斯达尔，在你画这幅画的 1670 年的秋天，我在那里。我在那里，和你在一起，在克布杰的山丘，在哈连姆西北部，在布罗蒙达尔附近的山丘那里。我在那里，并且和你一样，被那奇妙的天空迷住了。天空向我们展现了一个奇观、一个交响乐般的东西。我在那里，在你的画笔中，在云彩的水滴中，在风的呼吸中，在下面田野里白色的亚麻纤维中。我在那里，在你的呼吸中，在你的烟斗袅袅上升的烟雾中，在那些围绕着你、刺激着你的飞虫中——你还记得这些吗？

我在那里。

在这本书中，在本文中，在这印出来的信件中，我在那里。我在那里，而且，你确实地感到，在思想中，在贯穿你精神的思想中，也有一个小我。在你阅读我的书信的时候，你也在那里，也在我的精神中了。当你要仰望天空的时候，或者当你想去窗边仰望天空的时候，你看到的与我看到的是同一片天空。我们呼吸的是同样的空气，我们居住的是同一个星球。这个夜晚，或者下一个夜晚，我们头顶的星空也是同样的。我们所在的宇宙也是同一个宇宙。

关注所有这一切。

关注。

现在。

永远。

也许永远不会结束，只有无际天空中无声无息地变化着的云。

　　　　　　　　　　　　　　　　——克里斯蒂安·博班

如果你是诗人，你肯定会注意到这张纸上跳动的云影。没有云，就没有雨；没有雨，树木就不会生长；没有树木，就不能制造纸张。云对纸而言是必需的。如果没有云，纸张也不存在。

———— 一行禅师

附录：练习的艺术

我们大多数人都被正念的概念吸引，想让正念更多地参与我们的生活。但是，我们并不是全都能坚持定期地实践。只有定期练习，我们才有可能进入平和而清醒的宁静状态，并增强我们在生活中的存在感。这就是为什么这本小书的这一部分虽然被谦虚地安置在结尾，但却如此重要：它希望能够帮助你逐渐将正念融入你的整个生活中。

第一，关于冥想的建议

正念是一种简单易行的冥想方法，但是坚持定期练习需要付出努力。

一个起点：停下来，坐下来，闭上眼（或者半睁着眼，不盯着具体的东西看）。然后，观察和接纳在身体上和精神上发生的一切。

无须特殊材料即可启动，只要有舒适的衣服和一把椅子就够了。

一开始，最好在安静偏僻的地方练习。之后，你就可以在任何地方进行冥想了。

不要奢望立即进入某种特殊的状态（清空头脑、放松、禅定……）。下定决心什么都不做，只是观察内心和周围发生的一切。

最重要的是，即使在练习过程中遇到了困难，也要努力坚持完成全部课程。冥想课程没有好坏之分。有时相对容易，令人愉快，我们会感到平静和清醒；有时则伴随着困难和痛苦，我们因之精神涣散、情绪崩溃，甚至恼恨自己。所有这些体验都是有用、有益的，它以舒适的或令人不适的方式教会我们人生中的很多事情，生活本来就是这样构成的，有时岁月静好，有时风雨飘摇。

在冥想的过程中，我们需要去全心感受而不是反复琢磨，去真实体验而不是头脑风暴。简言之，就是去感受当下而不是有所作为。只是单纯地与自我和自己的感觉建立联系，就在当下，就在此刻。

随时可以开始冥想练习，任何时候都是冥想的好时机。如果以几分钟的冥想练习开启新的一天，我们可以唤醒和培养自己的注意力和情绪稳定的能力。

像所有其他的学习一样，冥想也是练习越多，进步越大。但在某些日子里，我们很难进行练习，这很正常。在某些阶段，我们感觉自己没有进步，这也很正常。在生命中的某些时候，我们会放弃练习，随后又会重新开始，这也很正常。欢迎加入我们，这些我们也一样经历过。

无须匆忙，无须强化。只要经常练习，缓慢前进。在冥想的道路上，没有捷径。

第二，你的个人空间

每个人都能通过自己的方式发现冥想的真义，开始体验冥想的滋味，深化冥想的练习。放弃，然后又捡起来。专心于此，乐此不疲，又时断时续。

切记：世上没有任何一个人可以做到完美地练习。

每个人都在漂泊，或者在找到平衡之前已经漂泊了很长一段时间。

所以要善待自己，原谅自己的疏忽大意。但别忘了要有挑战欲——既然你已经意识到正念对自己会有多大的帮助，那么就请在内心保有练习的渴望。

你也可以随时记录你的冥想历程和练习体验，请参考我的建议，这些建议是根据我自己的练习和陪同他人练习时多次交流而提出来的。

第三，练习正念的简单活动

正念，不仅是花时间静坐冥想，还是通过一些简单的日常活动增强精神存在的方式。它的意义何在呢？

一方面，我们注意到自己在生活中经常心不在焉。之所以这样，是因为我们心有担忧、常怀纠结，那么最好停留在此时此刻，待在当下这个避难所里。

另一方面，我们重新发现，在正念中进行这些简单的活动对舒缓身心有益。

审视这些活动，即使是最不起眼的、最枯燥无趣的活动，到底能给我们的生活增添多少趣味和意义？

重要的不是在正念状态中度过这些时刻，而是要经常做、尽可能频繁地去做。你会看到它是如何改变你的生活方式的。

以下是诸如此类的一些活动，你可以定期在这些时刻进行正念的生活：

吃饭时（不要同时看书或看电视）

走路时（不打电话）

开车时（不听广播）

淋浴时（不要反思当天的工作）

刷牙时

等待时（在商店收银处、在行政部门、在诊所……）

乘坐公共交通工具时

做饭时

洗碗时

扔垃圾时

……

你自己的清单是什么呢？

第四，正念的门槛

在一天中，我们总是从一项活动转到另一项活动：从睡眠到清醒，从家里到户外，从休息到工作，从独处到聚会，从平静到喧嚣，等等。所有这些都是门槛。为了提高我们在活动中存在的质量，我们可以定期花时间睁开"精神之眼"，观察这一过程中的所有时刻。以正念迈过这些门槛，将使我们更好地进入新的活动，并更好地告别过去的活动。

下面列举一些门槛，你可以定期尝试通过正念迈过它们：

醒来时（不要一下子从床上跳起来）

到达工作地点后（不要一下子扑上去干活儿）

从一项活动转到另一项活动时

从一个地方来到另一个地方

离开某人时

遇到某人时

下班时（为了放下工作中的烦恼）

晚上和亲友相聚时

睡前熄灯时

睡觉时

……

第五，练习正念的复杂活动

随着正念的冥想练习，我们很快就会意识到，通过改变我们与世界、他人和自己的联系的质量，能够慢慢地使自己进入更复杂和微妙的状态，这将有助于我们活在当下。因此这些状态将变得更加丰富。

在正念状态下完成生活中这些重要的活动，意味着我们绝对而真诚地活在当下。

以下列举一些重要时刻，如有可能，请在正念状态下度过：

注视大自然时

和某人交谈时

给孩子读故事书时

陪在病人的床边时

经历一个快乐的时刻时

经历一个痛苦的时刻时

……

第六，你的冥想智慧

我们永远不会停止学习和加深正念练习，这很好。在冥想的空间里，我们永远是孩子和新手，这不是很好吗？

我们永远不会停止发现、理解和进步。为了获得帮助，我们自己的练习将是一块宝地。因为冥想的过程往往是富有成效的时刻，无论是在幸福或者痛苦中，还是在轻松或者困难中。

在练习的过程中，即使是艰苦的甚至是痛苦的练习，有时也会产生顿悟、直觉和想法。当这种情况发生时，不要中断练习，不要尝试进行思考或拿起纸笔来记录内心的想法。等到练习结束后，再花点时间让我们的思想回到这些领悟中，把它记录下来。

这种记录会越来越多。我建议你，月复一月、年复一年地将你的笔记写下来，听凭自己的意愿写下来。这将是对我的建议的最佳补充。

你可以时不时地重新阅读，看到自己的冥想智慧逐渐成形，看到自己努力和经验的果实，所有这些都产生于你有规律地经常练习。

拿我自己来说，我有一些想法，都是从我的冥想练习中自然产生的，而不是从我的积极思考中产生的。当然，后来我反思了这些想法，将它们整理成形。当我坐在冥想凳上时，灵感就来了：

"冥想不是闭着眼睛思考。冥想是在不参与的情况下观察思想的流动和再流动：既不拒绝也不坚持。

"正念，就像骑自行车，一旦你学会了，就永远不会忘记。关键是要努力开始实践，然后定期复习。因为冥想只有在实践中才是有益的。有益健康的并不是自行车，而是脚踩踏板的动作。冥想也是如此。

"在冥想中，你必须让它来找你，而不是去找它。

"冥想有时心不在焉，没关系，这很正常。冥想时的分心就像跑步时的呼吸急促，这是一种合乎逻辑的现象。虽然有点尴尬，但这不应该阻止我们继续前进。无论冥想还是跑步，我们接受的训练越多，分心或呼吸急促的现象就越少，对我们构成的干扰和障碍也越少。

"正念是一个空间，在这个空间里，我们可以更好地感知生活之真和思想之虚之间的界限：我们的困难是真的，我们对困难的焦虑是虚的；需求是真的，冲动是虚的。

"不要渴望任何东西，不要等待任何东西，但要乐见即将到来的一切。"

（全书完）

冥想：身心放松的力量

作者 _ [法] 克里斯托夫·安德烈　译者 _ 郭可　审订 _ 黄艳红

编辑 _ 张越　装帧设计 _ 郑力珲　主管 _ 黄圆苑

技术编辑 _ 丁占旭　责任印制 _ 刘淼　出品人 _ 李静

果麦

www.goldmye.com

以　微　小　的　力　量　推　动　文　明

图书在版编目（CIP）数据

冥想：身心放松的力量 / (法) 克里斯托夫·安德
烈著；郭可译. -- 天津：天津人民出版社, 2024.5（2025.7重印）
ISBN 978-7-201-20334-8

Ⅰ.①冥… Ⅱ.①克… ②郭… Ⅲ.①心理学－通俗
读物 Ⅳ.①B84-49

中国国家版本馆CIP数据核字(2024)第065510号

版权登记号：图字 02-2023-228 号

冥想：身心放松的力量
MINGXIANG: SHENXIN FANGSONG DE LILIANG

出　　　版　天津人民出版社
出 版 人　刘锦泉
地　　　址　天津市和平区西康路35号康岳大厦
邮 政 编 码　300051
邮 购 电 话　022-23332469
电 子 信 箱　reader@tjrmcbs.com

责 任 编 辑　金晓芸
特 约 编 辑　郭金梦　张　越
装 帧 设 计　郑力珲

制 版 印 刷　北京盛通印刷股份有限公司
发　　　行　果麦文化传媒股份有限公司
开　　　本　880毫米×1230毫米　1/32
印　　　张　8
印　　　数　17,001—20,000
字　　　数　166千字
版 次 印 次　2024年5月第1版　2025年7月第5次印刷
定　　　价　59.80元